# なぜ婦人科にかかりにくいの？

## 利用者からの解決アドバイス集

まつばら けい
「子宮・卵巣がんのサポートグループ あいあい」主宰者
わたなべ ゆうこ
子宮筋腫・内膜症体験者の会「たんぽぽ」元メンバー

築地書館

# はじめに

「そうだ、フジンカ国なんだ！」

むき出しの脚を不自然にひろげて座るヘンな椅子が幅をきかせているし。

「イケイセイ」※だの、「ダグラスカ」※だの、「ダンタンヨウセイ」※だの、言葉も違う異文化圏。

恥ずかしい目や、痛い目にあう可能性もあるらしい。

しかも、入国を目指す人たちの心中やいかに？　たいがい、生殖器やセックスにまつわるトラブルが動機で、不安や、恥ずかしさ、やましさが入り混じった黒雲がたちこめていたりする。

自分では、そのトラブルが手におえなくて、白旗振っての入国です。

決して、エベレストの山頂を目指すような晴れ晴れとした気分ではないのです。

小児科国や内科国、歯科国などは子どものころからなじみがあるけれど、一転、フジンカ国は独特の異境。それだけに、敷居は高い。


この本の著者である、わたなべさんや私は、そこに語学留学ならぬ〝病気留学〟で迷いこんでしまったんです。わたなべさんは良性疾患の子宮内膜症、私は悪性疾患の子宮がん。そして、自らの体験だけでなく、お互い、病気にかかったことをてこにして、患者のグループを作って、活発に活動してきました。2人とも、医療や健康などをテーマにしてきたフリーライターでもあります。

そんな体験を生かして、この本は、未知の国フジンカ国、あるいは、かの国に行ったことがあるけれど、満足できていない旅行者のためのガイドブックです。

今この瞬間も、「今日こそ、婦人科に行かなくちゃ。今日こそ、行かなくちゃ」と重い気持ちで逡巡しているあなたへ贈ります。

フジンカ人、つまり、婦人科医の書いた婦人科についての本は数多く出版されていますが、肝心の知りたいことが書いてなかったり、「(患者からすると) これは違うでしょう……」と思うことがかなりあります。

例えば、こんな文章を読んだときです。

「あなたにとって、性器はアカの他人になど見られたくない特別な場所かもしれません。でも、婦人科の医師にとって、性器は診察するカラダの一部でしかありません。眼科の医師が目を見るように、性器を見る。それだけのことです」

「……こうした姿勢で診察を受けることは羞恥心が働いて、誰もができれば避けたいと思いがちです。しかし、内診は歯医者さんで口をあけるのと同じことなのです。決して恥ずかしいものではありません」

「ドクターは毎日おおぜいの患者さんに接しているし、何よりも病気を主体として見ていますから、内診も単に診断手段として行なっているものです。ですからあまり恥ずかしがらず、割り切って受診されたほうがいいと思います」

女性たちの婦人科受診への抵抗感をやわらげようとする、書き手の医師たちの優しさや思いやりがひしひしと伝わってきます。

でも、私たちが内診台で開くのは、まぶたでも、くちびるでもない。

医師が恥ずかしくなくても、私たちは恥ずかしい。

医師は慣れっこでも、私たちは慣れていない。

医師や看護婦が、人によっては「性器だけ」を見ていて、その持ち主に人格があることを、うっかりすると忘れてしまうことが問題だったりするのです。

まさに、そのからだの部位や、立場の「違い」が問題なんです。

そんなわけで、「これまで、あまり語られてこなかった患者からの声が、ぜひ必要だね」というのが作り手たちの共通の思いです。

私たちふたりは、相談活動などを通じて、婦人科医療にはぐれたり、適切な医師にたどりつけていないために、苦痛を長引かせたり、病気を進行させてしまった人たちに数多く出会っています。一方、不安をあおって、必要もないのに、医療に追いこむようなことはしたくありません。

そのため、私たちの合言葉は、「必要なときに、婦人科にかかる機会を逃さないために」。そして、どうせかかるなら、「あなたが、安心・納得できる治療が受けられるように」。

利用者がネットワークするなかで、見えてきたことがあります。

婦人科は、医師や病院によって、診断や治療法にかなりのばらつきがあること。

不十分な説明しか受けられず、医師とのコミュニケーション不足に悩んでいる人が山ほどいること。外来での医師との会話が外にもれ聞こえたり、患者に無断で研修生が内診の見学をすることが当たり前になっていたりと、プライバシーが守られていないこと。カルテの開示など、情報公開が遅れていること。良性疾患、悪性疾患を問わず、必要なメンタルケアや、その人に合った治療を選ぶためのサポートが不足していること。医師によっては、診察を通じて、女性である患者の生き方、人生設計にまで、口を差しはさんでくること。検査や治療には限界があるのに、患者にそれが知られていないため、医療への幻想が独り歩きしがちなこと。がん検診によって引き起こされる被害のこと……。

ほかの医療分野でも事情は似たりよったりのところがありますが、婦人科は特に情報が少ないので、それが見えにくくなっています。

では、誰が悪いのか？　どうすれば、変えられるのか？

「悪い医師」や「悪い看護婦」がいて、運の悪い患者が、その犠牲になっているのか？　私たちは、誰かを犯人に仕立てあげれば片づくような、単純な問題ではないと思っています。医療制度の壁で、医師や看護婦の個人の力では解決できない問題がたくさんあります。産科を併設している婦人科は、ほかの科よりもダントツに医師の当直回数が多く、過重負担になりがちです。そんななかで、よりよい医療の実現のために、日夜、努力している医療スタッフの人たちがいることに、深い敬意を感じています。

婦人科医療が今のような状態であることには、自分たち患者にも責任の一端があると思っています。「医師が説明してくれない」「看護婦さんがわかってくれない」となげいてばかりの〝くれない患者〟でいるのは、よそうよ。

この本を書いている最中も、わたなべさんと取材中、医師と患者のあいだに横たわる、暗くて深～い河を実感して立ちすくむことはありました。でも、どんぶらこっこ、どんぶらこ。勇気をだして、漕ぎだそう。

この本が、みんなが感じていたことや、知りたいことをオープンにしていく、ひとつの突破口になりますように。

わたなべさんも私も、婦人科にかかるのに最初は手探りで、いっぱい失敗を重ねてきたので、これからかかる人や、かかりながら悩んでいる人たちが、「できるだけ失敗をくり返さないですむように」という切ない気持ちで、自分たちの恥ずかしい経験も、紹介していきます。

「神さま、私にお与えください。自分に変えられないものを受け入れる落ちつきを。変えられるものを、変えていく勇気を。そして、二つのものを見分ける賢さを」

これは、アルコール依存症からの回復のための「平安の祈り」の言葉ですが、私たちも医療に依存せず、背筋を伸ばして、必要なとき、今よりももっと婦人科に安心、納得してかかれるよう、この言葉に願いを託します。

まつばら けい

※巻末「フジン力語の基礎知識」参照

もくじ

# 私の初診体験

**わたなべ**　恥ずかしいというか、悔しかった話をします。

23歳のころなんだけど。ある時期、膣からすごく臭ってきて、茶色っぽい変な出血が起こるようになってきたの。変だなあと思ったけど、怖くて病院に行けない。そもそもどこの婦人科に行ったらいいかわからないじゃない？　けど、とうとう意を決して行きました。内診したら、取り忘れのタンポンが見つかったの。恥ずかしいなんてもんじゃないわよね、カーッとなってしまいました。

で、何か処置をされ、「〇日後に来なさい」と言われて、次に行ったら、「何やってんだー」ってすっごく怒られたの。医師は何かわいわい言ってて、よく聞いたら「〇時間後に自分で取りなさい、と言ったのに」と怒っている。最初はどういう意味かよくわからなかったんだけど、要するに初診の時、薬をつけた新しいタンポンを入れたらしいんです。でも、私は気づかない。結果、また違うタンポンが入りっぱなし。やっと事態をのみこんだときには、絶望感、非力感でいっぱいでした。

今だったらその医師をはり倒してるかもしれないけど（笑）。でも、その時は「私ってなんてバカなんだろう」と思って、泣きながら、自分を責めながら帰ったという、そういう体験をしたんです。

**まつばら** うーん、わたなべさんにも、そういう時代があったんですね。感慨。ところで、カーテンが閉まっていて、タンポンを入れたのを目撃できなかったからでは？

**わたなべ** そこはカーテンを使ってなかったの。もしかしたら私が恐怖で目を閉じていたのかもしれないけど。でも私には、医師が私に注意を与えたという記憶もないのよ。私にしてみたら、聞いてないよー、という状態。都内のおしゃれな町にあって、内診台もしくみはわからないけどフラットな台で、今から思えばちょっと変わっていたというか、設備は近代的なところだった。でも、心細くてうちふるえている若い女性に優しい医療じゃなかったわね。今急に思い出したけど、「腐ってヘドロみたいになっている」と言われたんだ。当時、自分の記憶から封印しようとしたような気がする……。

**まつばら** たとえば内科とか歯科だったら、子どものころから知っている診察風景がありますよね。産婦人科はそうじゃないから、怖い、抵抗感がある。患部は、日ごろ、人に隠している性器だし、それに受診を考えるきっかけとして、一般に望まない妊娠とか性病とかの不安が頭をもたげてのことが多いでしょう？

私が最初に婦人科に行ったのは、たぶん20歳の時。外性器にできたできものが理由だったんです。なにか、とてつもなく悪い病気？と心配で、やっと決心して行ったんだけど、途中に通りかかった橋の上で、この川に飛びこんだら婦人科にかからなくてすむなあと思ったくらい、行きたくなかった。

結果は、ただのにきびだったんですけどね。内診台は隣とカーテンで仕切られてるだけだったから、今思えば、声はつつぬけ。でも、そんなことにも気づかないくらいガチガチに緊張していた。で、終わってトイレに寄ったら、見知らぬ女性から「びっくりしましたよねえ、私もおんなじだったんです。隣で診察を受けたんで、聞こえちゃったんですけど」と言われて（笑）、それも思いもよらないことで、すごくショックだったんです。

**わたなべ** 今、私も一緒に笑ってしまったけれど、プライバシーも何もあったものではないから、ほんとは笑いごとではないですよね。この抵抗感とかいやな思いというのは、とにかくほかに類を見ないですね。

**まつばら** 特に若いときは、心配ごとの裏にあるセックスをしていること自体……。

**わたなべ** 知られたくない。封印していた記憶がまた一つもどってきたんだけど、タンポンが発覚する前、入りっぱなしを知らずに私は何度かセックスしたのね。だから、カーッと恥ずかしくなった理由は、内診台やタンポンの恥ずかしさだけではなくて、診察した医師にはそのことがわかっただろう、と思ったことが大きかったと思うの。

**まつばら**　性体験がないために、婦人科のことで悩んでいる人もいます。それで受診できない、という人は少なくないですね。性にまつわるタブーが、婦人科の闇にはたちこめている……。

**わたなべ**　そうなの。それがほかの病気や科とは決定的に違う。しかも直視しにくい面がある。私はいろんな人とからだの話をしてきたけど、今回新たに思い出したこともたくさん。誰にとっても、封印して見ないようにしている体験や思いが、実はあるんじゃないかしら……。

**まつばら**　ところで、わたなべさんは、最後に子宮内膜症の一種、子宮腺筋症とわかった病気を、最初は子宮筋腫と診断されたんですよね？

**わたなべ**　そう。私は28歳で出産して、次に婦人科にかかったのは31歳の時。受診のきっかけは月経と月経の間の出血だったの。そんなに大量じゃなかったけど、「これは⁉」と驚いて。でも病院の選び方は深く考えてなかったんですよね。大学病院なら確かだろうって。後から思うと、何の根拠もない信頼だったなあと思いますけどね。

その時どんな検査をしたかは、記憶がさだかじゃない。痛い検査をした記憶はないので、今思えばやけに簡単に診断がついた気もするけど、とにかくその日のうちに子宮筋腫と言われました。概略は説明されたんだろうと思うけど、それもあまり記憶になくて。たぶん、内診の時、学生の実習に利用されて、「わー、いやだ」と思ってそのことがいつまでも気になっていたから、耳に入りにくかったのじゃないかと思います……。

まつばらさんの子宮がんの体験は、最近のことですよね。

**まつばら**　ええ。1999年の12月27日に総合病院の婦人科を受診しているんです。なんで27日という日にちを覚えているかというと、その病院の年末最後の外来日だったから。このままだと性器出血の量が多すぎて年が越せないって思って、清水の舞台から飛び下りるような気持ちで覚悟して行ったんですよね。

出血は12月7日から始まってたんです。でも、そもそも、その前の性器出血が終わった3日後だったし。これはただならぬことだと思って、毎日「行かなくちゃ」「今日こそ行かなくちゃ」って言い続けていたけど、行けなくて。出血量は、私は月経の2日目がいちばん量が多いんですが、それよりもっと多い量が出てたんですよね。やっと思いきって受診した日、エコーをかけたら、担当医が、「えっ、20日目でこの出血ですか」とすごく驚いたくらい、子宮の中が血液でいっぱいで、中がどうなっているかよくわからないって言われました。最終的にはその出血は49日間続いたんです。

その時どうも子宮の奥のほうから出血しているようだということで、その医師が経験的直感的にひらめいて、子宮頸部だけではなく体部の検査もあわせてやってくれて。頸部は細胞診クラス2でしたが、体部はクラス3という値が出たことが、がん発見のきっかけになったんです。子宮体がんは、50代の閉経前後の女性に多いがん。当時私は39歳だから、その医師のひらめきがなければ、もっと発見が遅れていたかもしれない。

婦人科医でさえ、がん専門でなければ、子宮体がんの増加や若年化を知らない人も。私がかかった婦人科の開業医は、「あなたが子宮体がんのわけがない。おばあさんがかかるものだ」とおっしゃっていました。思いこみ診断って、怖いですね。

私はもともと、その大出血が起きる前の2年間、すでに自覚症状があったんです。最初はわたなべさんみたいに、月経と月経の間に、下着にピンク色の、桜の花びらのような、ほんのりとしたシミがついて、その時は以前読んだ女のからだの本に載っていた、排卵出血のことが記憶に残っていたんで、これは排卵出血かなあって思って、ちょっと様子を見てたんですよ。そしたら毎月毎月、その出血がだんだん多くなってきて、そのうちはっきりした赤い血の色のシミになって。それで婦人科を受診したのですが、「早い更年期障害でしょう」と言われたんです。

でもその後も、どんどん症状がひどくなっていって、結局発見されるまでに婦人科3軒と、腹痛もあったんで内科1軒もかかっていたけれど、正しい診断は受けられなかった。2人の婦人科医からは「早い更年期障害」と言われ、もう1人からは「ホルモン異常」、それと、超音波エコーをかけられて、「卵巣が2倍にはれているけれど、この程度で痛いわけがない。気のせい」って言われた。今思えばひどいと思うけど、3人の医師にそう言われたので、私はこんなふうに月経周期が乱れながら閉経を迎えていくんだろうと思ってしまったんです。めまいとか息切れといった貧血の前兆はあったけれど、血液検査をすると正常値内だったのね……。

**わたなべ**　あ、それわかる。私も相当激しい出血をしていても根が丈夫だったせいか、なかなか貧血の状態にならなかった。そうすると、健康体扱いされちゃうのよね。

**まつばら**　そう。検査データが第一。私は腫瘍マーカーも1種類は調べたんだけど、上がっていなくて正常値だったんです。で、「あなたは健康体ですよ」と言われるから、納得がいかなくて、でも……と言うと、いつまでも不定愁訴を訴える困った患者みたいなニュアンスで見られてるのが伝わってきました。1人の医師からは「もう、あなたも30代の終わりなんだから、そろそろ、（月経が）上がっちゃってもおかしくない。そういう年齢なんだ。今は、早期閉経する人が20代でもいるんですよ」と、いかにもめんどうくさそうに言われたんです。20代の早期閉経は、摂食障害や、過激なダイエットなどで引き起こされるごく例外的なもの。こういう問診態度に接すると、患者はもうそれ以上いやな対応をされたくない、これ以上傷つきたくない、と思うから、医療に背を向ける態勢になっていってしまうんですよ……。変な出血だと気づいてもなかなか病院に行く気がしなかった、行けなかったのは、単に恥ずかしいだけでなく、そういう理由もあったんです……。

## Q1

**仕事（子育て、介護）で忙しく、受診する時間がとれないのですが、何かよい方法はないでしょうか。また、時間をなんとかつくって受診しても、外来が混んでいて、とても待たされて困ってしまいます。**

時間に追われている忙しい人が多いだけに、時間的な問題で困っている人って多いですよね。そんな方のために、次のような提案をしてみたいと思います。

## A まつばら

**(1) 短時間で受診できる医師や病院を選ぶ**
**(2) 優先順位を変える**
**(3) 受診しないでできる検査方法を試してみる**

(1)「お腹はぺこぺこ、でもものすごく忙しい」とき、あなたはどんなふうに食事をしますか。立ち食いそば？　ファストフード？　それともコンビニでお弁当を買う？　フランス料理のフルコースを食べるなんて愚の骨頂ですよね。

時間の制約で、なかなか病院に行けない人は、まず、「短時間で受診できる」ということを、優先項目の上位にして医師や病院を探しましょう。がんなどの重大な病気の疑いがあったり、その診断を受けた場合は、ある程度検査設備の整った大病院で受診する必要があります。でも、「セックスの後に出血がある」「原因不明の性器出血があった」「いつもと違うおりものがあった」など、気になる自覚症状があって、まず、かかるのであれば、個人病院でも十分です。

一般的に、個人病院のほうが大病院に比べて、待ち時間は短くてすむ場合が多いようです。ただ、個人病院でも、マスコミによく登場する有名な医師だったり、患者に人気のある医師の場合は、とても混んでいて待たされる場合があります。逆に、大病院のなかでも、予約制をとって待ち時間を短くし、受け付けの際に、患者全員にポケットベルを渡し、順番が回ってくると鳴らす方式で院内での待ち時間を有効に使えるようにしているところもあります（名前を呼ばれないため、プライバシーもより守れます）。例えば、愛育病院（東京都港区）、東京大学医学部附属病院（東京都文京区）など。また、亀田クリニック（千葉県鴨川市）も予約制で、30分以内に診察することを目標にしています。あなたの近くにも、そういう病院があるかもしれません。

受診前に電話で、ふだん、その病院では待ち時間がどのくらいかかるのか、何時ごろに行けば、あまり待たずに受診できるのか、聞いておくのも一つの手です。

また、待ち時間が長い病院では、受け付け手続きをすませ、所用のため外出して、頃合いを見計らって病院にもどる方法もあります。受け付け手続きは本人でなくても大丈夫なので、別の人に頼んで、自分の順番が回ってきたころに、来院することもできます。

受診したいけれど、どうしても時間が調整できないときは、最初から無理とあきらめないで、電話で事情を説明して、相談してみましょう。もし、融通をつけてもらえたら、医療スタッフの人たちに負担をかけて対応してもらうわけですから、「ありがとう」の一言を忘れないようにしましょう。

かかっている病院の待ち時間が長くて、閉口している場合は、最近では、「めやす箱」（意見箱）を置いている病院が増えているので投稿してみましょう。病院に寄せられる苦情で多いのが、「待ち時間が長い」だとか。困っているのは、あなただけではないんですよね。

(2) フリーライターの仕事にかまけて、締め切りに追われていたところ、まる一日休みをとるということが不可能なことのような気がしていました。サポートグループを主宰するようになって、記者や編集者の人たちからも、健康のことで相談を受けることが多くなりましたが、やはり、みんな以前の私みたいにフル回転で走っていて、「行かなくちゃいけないのはわかっているけど、時間がとれない」と嘆いています。

子育てや介護などに忙しくしている主婦の人でも、事情は似たり寄ったり。時間がとれない大きな理由は、自分のからだより、仕事や家族などを優先しているからです。

でも、ちょっと待って！

あなたの仕事や出世は、自分の命よりも大事なものですか？　あるいは、同僚や家族に迷惑はかけられないと遠慮して、休みをとるのを先延ばしにしている人もいるかもしれません。でも、軽いうちに見つかったほうが、治療も簡単にすむ場合が多いのです。長い目で見れば、そのほうが時間の節約にもなり、周囲への負担も少なくてすみます。

家族優先の方、もし万一、病状が進んでしまったら、あなたの大事な家族に心配をかけたり、悲しませることになってしまいます。できることなら、それは避けたいですよね。

そのために、自分の健康を第一に考えましょう。第一が無理でも、優先順位をもっと高くしましょう。自分を大事にすることが、ひいては、家族や同僚を大事にすることにもなります。

私は、がんにかかって死を間近に感じる体験をして、仕事中毒の生活から抜け出すことができました。何を優先したいか、自分の内面の声に従って、順位を付け替えました。それによって、失ったものより、得たもののほうが多いのです。からだと心の声のよきリスナー（聴き手）

になりましょう。勇気を持って、ブレーキを踏みましょう。

どんなに忙しい人でも、休暇を一日だけとることはできる。子育てや介護で忙しい人でも、ほんとうに必要で重要なことだと思ったら、誰か別の人などに託すことはできるはずです。

(3) 子宮頸がんの検診法のなかで「自己採取法」があります。不具合が気になっているのに、病院に行きそびれている場合などにやむをえずの選択でしょう。これは、綿棒のようなもので、自分の子宮口の粘膜を採取して郵送し、病理診断をしてもらう方法です。ふつう痛みはありません。膣の奥にある子宮口のありかを把握して、必要な粘膜を採るには、かなりのこつが必要です。経験の浅い研修医は、うまくできなくて、検診の成績が悪くなるぐらいです。「しないよりはマシ」ぐらいに思っていたほうがよさそうです。特に、自覚症状がある場合は、「自己採取法」でシロと出ても安心せずに、早急に病院に行って、必要な検査を受けましょう。

## 婦人科で相談できること（ここにあげた事がらでも対応していないところもあり、病院によって違いがあります）

**月経にまつわること**

●月経痛　●月経不順　●月経がない　●量が多すぎる、少なすぎるのではないか　●月経前緊張症（PMSとも呼ばれる。排卵期から月経

が起きるまでのころの心身の症状）

**おりものにまつわること**

●量が多い　●色やにおいがいつもと違う

**出血にまつわること**

●不正出血（月経の時以外の出血。病気の症状の場合があるが、必ずしも病的なものでないこともある）

**お腹に関すること**

●しこりや痛み　●お腹の膨満感

**外性器にまつわること**

●膣のかゆみや痛み　●外性器とその周辺のかゆみや痛み、できものなど　●性器のかたちや色の悩み

**更年期症状**

●のぼせ、めまい、ひどい頭痛、肩こりなど

**乳房に関すること**

●しこりやくぼみ　●乳房の大きさや、乳房のかたちの心配、分泌物など

**検診に関すること**

●子宮頸がん、子宮体がん、卵巣がんの検査

●性感染症（STD）の検査　●乳がん検診を実施しているところもある

**妊娠にまつわること**

●月経が遅れているので、妊娠したかどうか知りたい　●出産までの検診や相談　●妊娠したいのにできない

**月経のスケジュールを変更したい**

●本来の月経周期を変えて、遅らせたり、早めたりしたい

**婦人科の診察が必要な避妊法をしたい**

●経口避妊薬（ピル）を処方してほしい　●避妊リング（IUD）を挿入してほしい

**性に関すること**

●性交痛　●ペニスを挿入できないなどの悩み

●性暴力被害

**膀胱《ぼうこう》炎、尿失禁**

（わたなべ）

## Q2

**医療関係の市民団体や、女性センターのような公的機関で、電話やeメールの相談を受け付けてくれるところがあると聞きました。相談してみたいんですが、どんなふうに利用したらいいでしょう?**

## A わたなべ

**(1) 聞きたいことは前もってメモで用意。病院紹介は慎重に聞くこと。**
**(2) 玉石混交を承知のうえで、まずは気軽に相談してみよう。**

(1) 自宅でふだん着のまま相談できるのは、電話相談やeメール相談の利点ですよね。相談するときは、自分の、

①（診断がついている場合は）**診断名**
②**症状**
③**それはいつごろからか**
④**勧められている治療法**

などを紙に整理して書いておき、相談員に聞かれたときは、要領よく伝えられるといいですね。複数の医療機関にかかっている人は、受診した順にそれぞれの場所でどういう診断だった

かを伝えることも大事です。

受診前の人は②と、まだ病院に行っていないのはなぜか、などを伝えると、相談員がアドバイスしやすくなります。

月経にまつわる悩みがある人は、**月経周期と日数、月経痛や出血量の変化**なども、忘れずに。その他、「月経量が変わったころから、足のつけ根が少し痛むけど、これは関係ないだろうな」といった、ささいと思うことでも、心配なことがあれば付け加えたほうがいいですね。

また、外性器、性交などにまつわる症状や悩みは、ともすれば診察室で言いそびれてしまう、ということもあります。顔の見えない電話でなら言いやすい、という面もあるでしょうから、それもぜひ相談してみるとよいと思います。

あなたが、**何にいちばん困っているのか、何をいちばん知りたいのか**、などもメモしておいて、それを話の糸口にしていくと、上手に相談できるでしょう。紙に要点を書いておく習慣をつけると、受診して医師に質問するときにも役立ちます。

なお、病院の紹介をしているかどうかは、その団体の方針などによっても違います。特定の医療機関の営利誘導になることを避けているかどうかが、良心的な団体かどうかの一つのめやすになりますから、**紹介してもらうなら、複数の医療機関を**。断られたときには「やむをえないこと」と考えることをお勧めします。

さて、実際には、誰にも容易に想像がつくように、電話やeメール相談がどれも価値の高いものばかりとは限りません。しかし、見知らぬ第三者の意見には、それまで情報源が限られていた人にとって、多様で有益なものもたくさん含まれているはずです。ですから、メリットもリスクもあることをふまえたうえで、上手に利用したいものです。

ニーズや実績が高く、よく知られている電話相談は、かかりにくいことが多いようです。かかりにくいからとあきらめずにトライしたり、予約制をとっていないかなども調べてみるといいですね。

一方、相談する時間帯や混み具合に影響されなくてすむeメール相談は、便利なようですが、限られた情報に基づいたやりとりにならざるをえない点がハンディです。

(2) ところで、最近はインターネット上の相談窓口が激増し、実にたくさんあるので、「何を基準に選んだらよいのだろう」と悩む声も少なくありませんが、どこがよいとはなかなか一概にいえません（154ページコラム参照）。

電話相談も、主宰している団体や機関によって、成り立ちや活動趣旨、扱っているテーマなどが違う、ということは知っておいたほうがよいと思います。

例えば市民団体と一口でいっても、個別の病気の患者団体もあれば、医療ミスをテーマにしている団体、看護婦、臨床心理士など医療従事者が中心の団体など、いろいろあります。公的機関も、女性センターや保健所、福祉関係の部署などで設けていますが、各自治体によって、どこで設けているか、または設けていないかなどまちまちなので、まずは保健所などに問い合わせてみることをお勧めします。

また、eメール相談は、患者団体などが開設している例もありますが、それ以外の場での回答者は医師が多いようです。主宰者・団体は、特定の病院や医師、企業（顧客サービスとして）など、やはりいろいろあります。ただ、医療機関は患者の獲得により収益活動をしている事業体ですから、相談窓口はその宣伝活動ともいえるでしょう。医療機関の宣伝行為は実質的に規制緩和となりつつありますし、そのこと自体の是非も一概にはいえませんが、そこには情報のかたよりが発生する可能性があることは、覚えておかれたほうがよいでしょう。

私自身がインターネットやeメールを使っていて、怖いなあと思うのは、顔や本名がわからない人や団体のホームページや掲示板、eメールなどがどこまで信用できるか、ということです。例えば、自分では思いもよらないような団体が、それとは知らせずに医療関係のメール相談などをしていることが、まったくないと言いきれるでしょうか？ 病気をすると、何かのきっかけで誰かがやってきて、宗教の勧誘をされる、などの話もよく聞きます。病気を巧妙に利用しようとする人はかなりいるようです。

もちろん、インターネットで見つけた団体や相談機関が良心的な団体かどうかは、勘に頼らざるをえないわけですが……。自分に合わないと感じたら、その意見は取り入れないようにして、慎重に使いこなしましょう。インターネットだけではありませんが、情報については、慎重になってなりすぎ、ということはないと思います。

最後に。いろいろある相談先のなかでも、当事者が中心となって構成されている団体での電話相談には、ぜひ一度かけてみられることをお勧めします。ピア・カウンセリング（同じ経験を持つ人によるカウンセリング）的な側面を持っているので、悩みや不安を打ち明けるだけで、心が軽くなることも少なくありません。私たちは、病を持ったとき、それを口に出しにくい、という体験をよくします。深刻であればあるほど、あまり親しくない人に話せることではなく、孤独におちいりがちになります。そんな時、「あなたの言いたいことはよくわかりますよ」と共感や同意を示してもらうことで、どれほど慰めになり心強く感じられたか、という声はたくさんあります（巻末資料196ページ参照）

## Q3

**総合病院や大学病院で、女性の医師を希望することはできますか？女性特有の病気だからといって、女性の医師のほうがいいというわけではない、という話を聞いたこともありますが、どうなんでしょうか？**

## A　わたなべ

**女性医師のほうがどちらかといえばお勧め。でも、相性のほうがもっと重要かもしれません。**

個人的な体験でいうと、初めて女性医師の内診を受けたとき、こんなにも違うものかと思いました。それまでに内診を受けた医師は5人だったと思いますが、全員男性。その人たちの内診とは、ほんとうにびっくりするほど違いました。言葉かけ、器具の入れ方、手の押さえ方、すべてにわたって違っていたように思います。

特に、器具を入れたときの違和感が少ないと感じました。細い道具ではあっても、金属製のものをからだの中に入れたとき、女性がどういう感じ方をするか、どんなふうに器具を入れられたら痛いか、いやか――そういった、マニュアルや教科書からは伝わらない、女性にしかわからない基礎情報というものがあるように思うのです。

その医師は、私がそれまでの月経時の痛みや大出血、つらさを話したとき、話をさえぎったりせず、私に思う存分話させてくれて、最後に「さぞつらかったでしょうね」と言ってくれたのです。その時の嬉しさは今でも忘れられません。

「さぞつらかったろう」……これは、男性医師にはおそらく浮かんでこない感覚なのではないでしょうか? でも、わからないのは仕方のないことだと思います。私たちだって、プロ野球の実況中継で時々、股間にすごい勢いでボールが当たって飛び上がって痛そうにしているのを見ても、どんなに痛いものかまったく想像がつきません。しかし一緒に見ている男性は、悲鳴さえあげたりします。だから、お互い様なのかもしれませんよね。

話が少し脱線してしまいましたが、私はその初めての女性医師との出会い以降、基本的には婦人科にかかるときは女性医師にしようと決めています。そんなに気持ちをわかってくれる医師と出会ったなら、ずっとその医師にかかったのでは?と想像されそうですが、ある時異動され、その病院からいなくなってしまったのです。看護婦に聞いても、教えてくれませんでした。最近、まつばらさんにその話をしていたら、「今は、聞けば教えてくれるかも。今からでも探したら?」と言われたのですが、実はその後私は、自分の内科のホームドクターが同じ大学の出身者だったため、大好きだったその医師の勤務先をつきとめることができたのです。しかし彼女の今の勤務先は産科の専門病院で、異動の予定はないとのことでした。残念！

前置きが非常に長くなってしまいましたが、どこの病院でも、もし女性医師を希望するなら、その病院に女性医師が所属している限りは、たいていは受け入れてもらえるはずです。ただ、一人も勤務していないということもありえますから、まず電話で問い合わせておいたほうがいいでしょう。そのうえでなお、受付でどの医師にかかりたいか希望を伝えましょう。

しかし、どんな場合でも女性医師が男性医師よりあなたの気持ちをわかってくれたり、内診が痛くなくてすむかといえば、それは保証できることではありません。

「もう産む予定がないなら、さっさと子宮全摘してしまいなさい」とか、「私があなたならとっくに決心しています」とか、むしろ女性医師からひどいことを言われたという話も、実はあります。ですから、女性特有の病気だからといって女性の医師のほうがいいとは限らない、ということはいえると思います。逆に、むしろ男性医師だからこそ子宮や卵巣を摘出することに深い思いやりの言葉をかけてくれたように思う、という感想をもらした人もいました。

また、てきぱきと説明し、「ご質問はありますか？」と常に聞いてくれる女性医師に気後れしてしまい、のんびり型で口数の少ない男性医師にかかることにした、という人もいます。

「その医師も、質問すればいやがらずに答えてくれます。派手な人気のある医師ではありませんが、私にはとても合っていたと思うんです」とのこと。人と人とのコミュニケーションには、相性としか言いようのないものが影響する面もあるんですね。

女性医師が増えてきたのはやっとこの10年ほどですから、人数比で圧倒的に多いのは男性医師です。医師を選ぶときは、人間的に好ましいと思えるかどうか、自分の受けたい医療の技術や経験を持っているか、ということも重要ですから、女性の医師にかたくなにこだわりを持つのは、損をすることもあるかもしれませんよ、とお伝えしたいと思います。

また、まつばらさんによると、がんの専門医には女性は少なく、たとえ医師の性別を選びたいと希望する人でも、なかなかこだわっていられない事情があるそうです。

## Q4 月経中に受診しても、かまわないんですか？

## A わたなべ もちろん！　でも抵抗があるなら相談を。

私は子宮腺筋症で、8年にわたり5カ所の病院を受診したのですが、「月経中でも受診していい」ということを、4カ所目の病院の担当医だった女性医師から教わるまで、まったく知りませんでした。中間期出血（月経と月経の中間ころの出血）に驚いて最初に受診したのが、その時よりさかのぼること5年ほど前でしたから、長期にわたって知らなかったのです。

それも、思いきって尋ねたわけではなく、何気なく「○日ごろに病院に来たかったのですが、月経になってしまったので、来られなかったんです」というようなことを言ったら、「あら、いらしていいんですよ」という反応が返ってきて、びっくりしたのです。「ということは、内診もできるんですか？」と聞いたら、「もちろん」とのこと（ただし、するかしないかはケー

## Q4 月経中に受診してもいい?

スパイケースだろうと思いますが)。最近この話をしたら、私の周囲にもこの話にびっくりしていた人がいましたから、「月経中は内診できない」とか「してはいけない」と思う人は、少なくないのかもしれませんね。何か「月経中は傷などつきやすそうな感じ」というイメージも、強いのかもしれません。

しかし、考えてみれば、子宮の不調で症状が起きているわけですから、そのさなかに受診してはいけないなんて、思いこみもいいところ。ですから、今、月経中で調子が悪いという人も、行ってみてください。どれほど調子が悪いか、どこから出血しているかなど、その実際を医師に知ってもらい、判断してもらうためにも、むしろ行かれたほうがいいと思います。

それでも抵抗感がある、月経が終わってから行きたい、という人もいるでしょう。それからお腹が痛くてそれどころではない、動くことすらままならない、という人もいるでしょう。そういう人が、何も無理してまで行かなければならない、ということもないと思います。

ただし、ほんとうは病院に行きたい、でも……と思っている人は、受診前に電話で問い合わせてみてはどうでしょう? 内診はいや、でも病院でないと処方してもらえない鎮痛剤はほしいとか、いつもと出血の様子が違うなどというときには、がまんや遠慮はせずに相談したほうがいいと思います。

　ところで、私はどうして「月経中に受診してはいけない」と思っていたのでしょう？　そのころまでの感覚を呼び起こしてみれば、「月経中に診察を受けるなんて、そんな医師に対して失礼なことは、できないわ」と思っていたような気がします。でも、その時の私は、なぜ「いけないこと」と思っていたのかすら、自分でもよくわかっていませんでした。10年以上たった今、「どうしてかしら？」と改めて考えてみると、私の潜在意識のなかに、「婦人科の受診＝下半身のこと＝恥ずかしいこと」という決めつけがあったからではないかと思います。それから、「月経＝汚い、よごれたもの。人に見せるなんてゆめゆめあってはいけないこと」。だから、たとえ誰であろうと、見せてはいけない……。つまり、はたと思うのです。家庭で、学校で、私たち女性は、ナプキンや月経で汚れた衣類などを、とにかく隠すように隠すようにしつけられてきた、と。

　そういう「文化」が、私たちの婦人科に対する抵抗感にも影響を与えてきたのだなあと思います。

## 乳がんかも、と思ったら

胸にしこりを感じ、「乳がんでは?」と不安になったとき、あなたならどの科に行きますか? 「え? 婦人科ではないの?」と言う人は、たくさんいらっしゃるかもしれません。

検診は婦人科でも受けることができるところもあるので、必ずしも間違いとは言えませんが、乳がんの治療にあたっているのは主として外科なので、病院に問い合わせれば、外科(乳腺外科が望ましい)を受診するように言われます。

あなたにとって婦人科のほうがかかりやすければ婦人科を受診してもよいのですが、もしも精密検査が必要ということになれば、外科を受診し直す必要があります。もちろん、婦人科医から外科医を紹介してもらうことはできます。また、乳がん治療を手がけている放射線科医にかかり、診断を受けることもできます。

もっとも、しこりを見つけただけで、「すわ、乳がんか」とあわてないほうがいいでしょう。乳房のしこりのうちの約80パーセントは良性だということです。また、良性と診断されたが、「念のため」と言われて生検(局所麻酔をしてしこりの一部を採って調べる検査。しこりを全部切除して調べる場合もある)を勧められた、という話を聞くこともありますが、ほんとうに必要かどうかは疑問も生じます。

最初の病院であわててそこまでの検査をしてしまうのではなく、セカンドオピニオン(2人目の医師の意見)を求めることをお勧めします。

その場合、なるべく違うタイプの医師にかかったほうがよいのは、どんな病気の場合も共通です。ファーストオピニオン医と同じ外科だけでなく、放射線科医を訪ねてもよいし、セカンドオピニオン先を、婦人科医に紹介してもらう方法もあります。乳がんは病理組織診断が難しいため、例えば、良性と診断されたが、婦人科医に相談したら、違う外科を紹介され、そこでがんの診断がついた人もいます。逆に、がんと診断されていた人が、手術直前に別の病院で良性だとわかったケースもあります。

乳がんについて、診断前から知っておいたほうがいいと思うことは、あと2つあります。1つは自己検診、もう1つは乳房温存療法です。

乳がんは医療機関での検診より自分自身で見つけやすいがんです。1カ月に1度程度（月経直後の乳房のやわらかいときがベター。月経のない方は忘れないように毎月1日など、日にちを決めて）、入浴時などを利用して、石鹸をつけた手のひらでスルスルと広い範囲をすべらすように触ってみます。乳頭からの分泌物や、乳房にできたくぼみなど、小さな変化も、乳がんの兆候の場合があります。

乳がんと診断された場合、乳房切除が必要と思っている人は今でも少なくありませんが、しこりの部分だけ切除し乳房は温存する治療法が、治療成績のうえで差がないことは、すでに1980年代の欧米での研究結果から証明されています。

日本国内での乳房温存療法の普及率はまだ30数パーセントですが、欧米ではすでに切除法を大きく上回り、温存療法のほうが標準治療となっています。日本でも、約90パーセントの乳がん患者に温存療法を行っている医師もいるなど、医療機関によってばらつきがあります。

乳がん体験をもとにインフォームドコンセントの推進を行っている市民団体「イデアフォー」（194ページ）では、主要な病院に対して温存療法の実施率を問うアンケート調査などを行い発表しています。治療法の選択の前には、ぜひ情報を求めてみることをお勧めします。

（わたなべ）

## Q5 受診するときには、どんなかっこうで行けばいいでしょうか。

## A まつばら

**(1) 脱ぎ着のしやすい服装を。お化粧をするなら薄化粧が望ましい。**
**(2) すその広いスカートを着用したり、大きめのタオルを持っていく手も（プライバシー対策）。**

(1) 内診の時は、下着やパンティストッキングなど、性器をおおう衣類はすべて脱ぐ必要があります。内診があると予想される場合は、服装は脱ぎ着のしやすいものを選びましょう。自分が手間どってあせったり、医療スタッフの人たちを待たせたりしないですみます。

ただ、急な受診や、リンパ浮腫[※1]（むくみ）で弾性ストッキング[※2]をはいていたり、ハンディがあって、脱ぎ着に時間がかかってしまうこともあるでしょう。その時は、内診前に医師に一言事情を説明しておくと、安心して用意ができます。

私が20歳そこそこで生まれて初めて婦人科を受診したときは、あまりにもドギマギ緊張したせいで手が震えて、ジーパンのかたいジッパーを上げるのに、大変な思いをしました。あなたが緊張しそうだと思ったら、手が震えても脱ぎ着に困らない服装がいいでしょう。

顔色は、問診のうえで、大切な情報の一つです。「本来の顔色がわかる程度の薄化粧で来てください」と言う医師もいます。ただ、貧血は血液検査でわかりますし、それほど神経質になる必要はないと思います。

私が受ける相談のなかで時々、「診察中、医師がカルテに目を落として、私の顔を見ようともしない。コミュニケーションができない」という声を聞きます。「うつむきくん」というあだ名がついている医師もいるとか……。私の受診体験でも、そういう問診マナーのよくない医師に当たって、気分がどっと落ちこんだことがありました。

逆に、診察室に入るなり、私のほうを見ながら、「やぁー、すごく顔色がよくて、元気そうになったねぇ！」と嬉しそうに言葉をかけてくれる医師もいます。そういう時は、元気百倍。顔色まで注意を払って診てくれる医師が増えるといいですね。

(2) プライバシーに配慮した婦人科にかかっている人や、内診にそれほど抵抗感のない人には、あまり関係ないことですが、大病院のなかには、内診台に上がって、脚を開いたままの状態で、何十分も待たされるところがあります。

そのうえ、内診台の脚を乗せる側が医療スタッフの通路になっていて、自分の診察とは関係ない医師や看護婦、研修生の人たちまでも、パタパタと行き来していたりします。

あなたがかかろうとしている病院が、大きくて、建物が比較的古い病院であれば、診察の効率優先で、外来の診察室がこんなしくみになっている可能性は高いです。

内診台の上で、むき出しの下半身をさらすのをできるだけ避けたいと思ったら、いくつか方法があります。パンツやタイトスカート、キュロットスカートは内診の前に、脱がなければなりませんが、すそが広がるデザインのスカート（フレアー、プリーツなど）やワンピースは、診察のじゃまにならないので、はいたままでもかまいません。台に上がって医師を待っている間は、スカートで性器をおおっておいて、診察の時にまくり上げるようにすることができます。

パンツやジーパン派で、スカートをはく習慣のない人は、大きめのタオルを持参して、内診台に上がったら、脚にかけておくという方法もあります。ただ、荷物は増えますが……。

病院の建物のしくみ上の問題は改築・新築しないと改善することができませんが、バスタオルを用意してもらうことは、そんなに大変なことではないですよね。実際に、大学病院のなかには、内診台用のバスタオルを用意しているところもあります。

内診台の上で、長く待たされていやだったら、タオルを貸してもらえないか、看護婦に声をかけてみましょう。もしかしたら用意してあるかもしれないし、なくても次からは用意しておいてもらえるかもしれません。

アメリカで婦人科にかかった体験のある人によると、内診用にタオル地の巻きスカートを用意しているクリニックもあるそうです。

※1子宮がんなどの手術後、出てくることがある後遺症。主に片脚だけに表れ、色の変化や痛みはない。ただし、感染症の蜂窩織炎《ほうかしきえん》などを合併すると、皮膚が赤味を帯びたり、発疹が出たり、発熱することがある。むくみの治療法としては、圧迫、マッサージ、運動、脚を上げるなど。まれに先天性のリンパ浮腫もある

※2リンパ浮腫や静脈瘤の治療、血栓症の予防などに使われる、医療用の圧力のかかるストッキング

## Q6 受診するときに、特に持っていったほうがいいものはあるでしょうか。

### A まつばら

□**健康保険証**……コピーでなく、できるだけ、現物を持っていきましょう。

ただし、健康保険が使えない場合があります。自覚症状のまったくない健康な人が、子宮がん（乳がん）検診を受ける場合や、正常な妊娠の検診は、原則として、自費診療扱いになります。

子宮がん（乳がん）検診は、各地方自治体が費用を負担しているので、事前にその手続きをふめば無料になる場合もあります。検診希望の人は、お住まいの地方自治体に問い合わせてみましょう。その代わり、病院は、その自治体が指定している病院リストのなかから選ぶことになります。

また、病院によっては、自費診療しか行っていないところ、診療内容によって、自費と健康保険と組み合わせているところがあります。漢方専門や不妊症専門、カウンセリングを重視しているところなど、保険診療の対象外の治療に重きを置いていたり、保険診療では採算が合わないような、特色のある診療内容の病院にみられます。

□**財布**……お金は少し多めに持参しましょう。大病院には、銀行などのキャッシュディスペンサー（現金自動受払機）を設置しているところもあります。

□**飲んでいる薬**……商品名（薬品名）を伝えましょう。1錠何グラムの薬を何錠飲んでいるか、量が問題になることもあるので、できれば、薬の名前の入った現物を持っていきましょう。

□**筆記用具**……経過説明や、医師に質問したいこと、医師の説明の内容を書くために、筆記用具は診察の必需品です！

□**メモ**……これまでの経過、現在の状態などを記入したメモを用意しておくと、医師に要領よく説明する助けになります。↓【Q7】参照

医師に質問したいことも、前もって書きとめておくことをお勧めします。「しまった！　あのことも確認したかったのに……」という質問のし忘れを防げます。質問したいことが何項目かあるときは、診察のはじめに、医師に「今日は質問が○個あります」とあらかじめ伝えておいたほうが、限られた受診時間に必要なやりとりがしやすいかもしれません。

□**テープレコーダー（テープ、電池）**……重大な病気や手術などの説明を、よく理解するために使います。「診断ショック」に見舞われるのは、何もがん患者だけではありません。子宮筋

腫や子宮内膜症、卵巣囊腫《のうしゅ》などの良性の病気でも、「子宮（卵巣）を取る手術が必要です」などと言われたら、あなたの頭のなかは真っ白になるかもしれません。1回説明を聞いただけでは、理解しきれないかもしれません。録音しておけば、必要な時にくり返し聞いたり、わからなかった言葉を調べてみることができます。

医師に、「録音したいのですが」と承諾をとるのが望ましいでしょう。

□**手帳**……再診や検査が必要な場合、次回予約のため、スケジュールの確認が必要になるので。

□**紹介状**……個人病院などから専門病院に紹介された場合、紹介状をもらって、それを持参しましょう。

大病院のなかには、「特定機能病院」に指定されていて、原則として紹介状がないと受診できない病院もあります。そのような病院でも、ペナルティ（非紹介患者初診加算料、病院によって金額は違う）を支払えば、たいがい受診することは可能です。

ただし、病院に電話で問い合わせると、応対する職員によって、「紹介状がなければ受診できません」とはねつける人と、「5000円余分にお支払いいただくことになりますが、よろしいですか」と具体的な受診方法を教えてくれる人がいたりします。がんなどの重大な病気で、どうしてもかかりたい医師や病院があったら、簡単にはあきらめないで、いろいろ方法を探してみましょう。

□**セカンドオピニオンを求める場合、できればこれまでの診療記録**……必要に応じて、血液や病理検査結果のコピー、レントゲンやCT、MRIなどの画像、病理標本（プレパラート）、カルテのコピーなど。

□**おしぼり、ビニール袋、または清浄綿、または石鹸、タオル、紙コップなど**……「内診の前に性器を洗っておく必要はない」と一般にはいわれていますが、洗った後でないと恥ずかしいと感じる人もいますよね。その抵抗感で、治療の機会を逃してしまって、苦しみが長引いたり病気が進行しては、ゆゆしきことです。ただし、膣内の分泌液や細胞を採取する際に精度が落ちるので、膣内を洗うのはやめましょう。

仕事帰りに直接受診したい、夏の暑い日で蒸れてしまったなどで、気になるときは、次のような方法をとることができます。

トイレで、おしぼりを濡らしたり、市販の清浄綿で拭く。紙コップなどにお湯または水を入れて、洗う。最近では、病院やホテルのなかに、温水シャワーのついたトイレを設置しているところもありますから、それを探し出して、利用するのがいちばん楽です。

□**月経用品**……子宮体部の細胞診を受ける場合、かなり出血することがあります。検査後に、タンポンなどで手当てしてくれますが、出血量が多くてそれで間に合わないときのために、予備の月経用のパッドを持っていると安心です。

□**住所録、テレホンカード**……診察の結果いかんでは、家族や職場などに、電話を何本も入れなければならなくなることもあるので。ただし、テレホンカードは販売している病院もあります。

□**自分の（かかっているかもしれない）病気についての本や資料**……一般書や専門書、インターネットで集めた資料など。自分の病状を理解したり、医師への質問を考えるのに、役立てます。寄せられる相談のなかに、しばしば「医師に何を質問したらいいのかも、よくわからない」という悲鳴に近い声があります。そんな時は関連の本を一冊ななめ読みしておくだけでも、ずいぶん違います。ただ、書き手の医師などによって、その病気のとらえ方や治療法について、かなり違いがある場合があります。その点を頭のすみに入れておいて、内容を絶対視しないで、「こういうとらえ方もあるんだ」と少し距離を置いて読みましょう。できれば、何冊か読み比べてみると、その違いが見えてくることがあります。

「医師に質問したけど、返ってきた答えがまったく理解できなかった」という話も時々聞きます。もちろん、医師には、医療の専門的な知識のない一般の人にも、できるだけわかるように説明することが求められます。わからない専門用語などが医師の口にのぼったら、質問しましょう。一方、患者の側も、予備知識を持っておくと、説明もわかりやすくなるし、自分自身のからだと、より仲良しになれるでしょう。

□**待ち時間を有効に使うためのグッズ、その他**……待ち時間が長い病院にかかる場合は、本や雑誌、CDプレイヤー、日記帳、編みものなど、退屈しないため、時間つぶしに楽しめる品々を持っていくのも手です。

心細いから、パートナーや家族など付き添ってもらうという人もいるでしょう。それだけでなく、ふだん忙しくてなかなかコミュニケーションがとれない家族や友人を同伴して、じっくり話をするのに待ち時間を使うようにしている人もいます。↓【Q1】参照

# 私の傷つき体験

**わたなべ**　私が子宮全摘手術を受けることに決めたとき、当時小学6年の息子から「いよいよだめなんだね」と悲しそうな顔で言われて、その言葉にぐっとくるものがあったの。彼は妹か弟の誕生を待ち望んでいたわけ。そういう、例えば100人いたら100通りの心の痛み、というものがあるわけよね。ところが、ごく一般的な病院は産科と婦人科が一緒のところが多い。そうすると婦人科の患者も、出産する人と同じ場所で過ごさなければならないんですよね、外来でも入院病棟でも。その実態が、なかなか知られてないと思いませんか?

**まつばら**　私は最初6人部屋で、途中で個室に移ったんだけど、そうしたら前が新生児室で脇が分娩室。深夜、産気づいた妊婦さんがウーンウーンとうなりながら運ばれていくもの音が聞こえたり、明け方に、赤ちゃんたちがオンギャーオギャーっていっせいに泣いたり、面会時間になると、ご親戚とかお友だちが来て、「わあー、この子パパに鼻がそっくり」とか「美人になりそうね」と、延々と大騒ぎでした。

**わたなべ**　私も子宮外妊娠で入院したとき、隣が新生児室で、まったく同じ体験をして心底驚きました。

**まつばら**　ここに、これから子宮や卵巣を摘出する患者たちがひっそりといることを、面会で嬉しそうに騒いでいる人たちは想像すらしていないだろうなって。個室はほとんどがんの患者でした。なのにその前に新生児室があるって、けっこうすごいことですよね。医師が、子宮外妊娠や流産する人もいるから、産科の人も幸せいっぱいの人ばかりじゃないんだよって言ってらして、ああそうかとも思ったんですけど……。

**わたなべ**　望まない妊娠をしてつらい人もいる。産科に行く人が幸せな人ばかりじゃないのはわかってる。でも、やっぱり医療スタッフは感覚がズレてないかしら。流産や子宮外妊娠をした人も、新生児室の前を通ったり、喜びの声がもろに聞こえてくるのはつらい。でも医師たちは当たり前の光景として見ているから、気づかないし、改善しなきゃと思わないんじゃないでしょうか？

**まつばら**　同じころ入院していた、あるご年配のがんの方は、毎日、新生児室の赤ちゃんたちを見に行くのを楽しみにしてらしたから、悪い面ばかりではないと思うんですけどね。

**わたなべ**　私も赤ちゃんを見るのは好きよ。でも、時と場合によるのよ。最初から「耐えがたい」と思う人は婦人科だけの病院を探したほうがいいと思います。

あと、入院によって私がびっくりしたことはほかにもあって、例えば担当医じゃない医師の診察も受けたんだけど、内診が乱暴で、もうあなたいったいどこで教育受けてきたのよって聞きたくなるくらい。でも当時は言えなかった。あなたはほかのお医者さんよりずっと痛いです、乱暴ですって。胸が痛むのは、そういう医師に初診で出会ってしまったら、内診が恐怖になってしまう人もいるだろうなあ、ということ。医師の側は気づきにくいことなんでしょうから、最近よく聞く病院内の投書箱とかめやす箱のようなものが当時あったらよかったなあと思います。

**まつばら** 私は体部の細胞診で引っかかって、精密検査のために、入院して内膜の全面掻《そう》爬《は》をしたのですが、事前処理で内診室で子宮口を開くためにスティックを入れたんです。カーテンの向こうで医師が「この人は子宮口が特別狭いから2本入れちゃおう」と言って入れたら、看護婦さんが「きゃー、先生そんなあ」って言ってるのが聞こえてきた……。それ以来、医師が自分のからだにどんな処置をするかをきちんと見届けようと心に決め、カーテンを開けて受診するようになったんです。

**わたなべ** 私は、入院中に内診したとき、担当医が開けてくれたの。それが初めて。わあ明るくなった！って思った。別に恥ずかしい感じもなかったしね。医師のほうも、実はカーテンは要らないと思っている人はけっこう多いのかもしれない……。でも、その後私がいつもカーテンなしで受診してたかというと、実はそうでもない。私が開けておいたカーテンを、看護婦に閉められちゃったこともあったりして（笑）。

**まつばら** そう。看護婦さんのほうが慣れてなくて、「せんせい、ライトはつけてもいいんですか」と聞いていた方もいました。ライトアップして性器を見ているということを、看護婦さんのほうが恥ずかしく受けとめたのかも。最近は前もって開けてくれる方もいます。

**わたなべ** ところで、まつばらさんは、いつからそういうふうに、内診の時、強いまつばらさんになれたの？

**まつばら** ちょっと話はとびますが、私はがんと告げられたとき、これを死生観を深める機会にしようと思って、死についての本をかなり読んだんです。『満ち足りて死ぬこと』（アイラ・バイアック著、翔泳社）という緩和医療の専門医の本のなかに、誇り高いモーという女性が衰弱して、それまで断り続けていた排泄ケアを受け入れるとき、「必要に迫られて、モーは、ちょうど人が春になってお気に入りのコートをしまうように、恥じらいという感情を捨てたのだった」という表現が出てきたんですよ。それを読んだとき、ああ私も必要に迫られて、自分の羞恥心を洋服ダンスにしまって、婦人科を受診するんだと思ったら、ふんぎりをつけられたんです。

**わたなべ**　なるほど……。

私はどうやって克服していったのかな。いやなことには違いなかったはずなんだけども、気づいたらわりと平常心で台に上がれるようになっていたの。

**まつばら**　悲しいかな、慣れもありますしね。

**わたなべ**　ありますね。実際ある。でも、やっぱり私たちにとっても、最初のハードルは高かったでしょう。それを少しでも低くするにはどうしたらいいと思います？

**まつばら**　婦人科の診察で何が行われるのかを知っておくこと。それから、自分がいやだと思うことをされないですむ、自分の尊厳を保つことができるためのノウハウを事前に手にしておくこと。それから、自分にとってのいい医師を見つけて、いやな思いをなるべくしないようにする。

**わたなべ**　ただ、正しい診断を受けることは、重要なことの一つですよね。そのためには、いやな検査も受けなければならない。その検査の前に十分納得のいく説明をしてもらったか、ちゃんと人間的に接してもらえたかどうかによって、その後の治療にも影響があるような気がします。

**まつばら**　婦人科の診察でよく聞かれる不満は、自分がもの扱いされているように感じる、ということですね。性器しか見てなくて、その性器の持ち主に人格があるということが軽視されているという声は多い。

**わたなべ**　私の父もがん体験があって、その時にやっぱり医師は病気のことしか見ない、全人格を大切にしてもらえていない、という思いはすごくありました。

**まつばら**　まして婦人科は、患者は女性だけ、医師は男性が多い。相談で耳にする、診察中に悲しいいやな思いをしたという利用者たちの声のなかには、その医師の女性に対しての偏った見方があると感じられることもたびたびです。あの人産む人、あなた産まない人、「もう歳なんだから」、子どものいる20代後半や30代の女性にも、「もう産み上げたんだから」子宮や卵巣がなくたっていいでしょうみたいな言い方を平気でされる。誰のからだなんでしょう。

**わたなべ**　そういうことが、今まではなかなか語られなかった。もっと日の当たる場所で、みんなで語っていきたいですね。

Q7

外来の受付で、看護婦さんに「記入して出してください」と、問診表（質問表）を渡されました。書き方のコツとかありますか。問診表には、性体験や中絶、性病歴など、ほんとうのことを書かないとダメなんでしょうか。

A まつばら

(1) あらかじめ、必要な項目をまとめたメモを用意しておくと、記入が楽です。
(2) わかりやすい字で、簡潔にまとめましょう。
(3) 書きたくないことは、空欄にしておきましょう。

(1)「最終月経が始まったのは、えーと、あれは子どもの運動会の日だから……」といちいち考えこんでいると、問診表を書きこむのも一苦労です。受診前に、日記やカレンダー、家族の記憶などを総動員して、メモを作っておくと、便利です。

ふだんから、月経の初日と終わった日とか、気になるからだの変化、症状について記録する習慣をつけておくのが理想的です。

私の友人のなかには、スケジュール手帳にオリジナルの月経マークを書きこんだり、からだ専用のノート※をつけることを習慣にして、しっかりからだと向き合っている女性たちがいます。

「なんて、かっこいいんだろう!!」と、心のなかで、熱き尊敬を寄せていました。でも、かくいう私は、対談（16ページ）でも触れていますが、からだへの関心の低さもあって、がん発見までに自覚症状が始まってから2年もかかってしまいました。皆さんに「私のような失敗をくり返さないで」と切に思います。

質問内容は、病院によって多少違いますが、基本的な項目をあげておきます。

●**どんな症状があるのか、それはいつごろからか**（なるべく具体的に）

例えば、「月経がこない」「半年前から、セックスの後に出血する」「数日前から、おりものの量が急に増えて、性器がかゆい」「1年ぐらい前から、ピンクや茶色のおりものが時々ある」「3カ月前、下腹部にしこりがあるのに気がついて、それがだんだん大きくなっている」「2年前に閉経したのに、最近、また始まった」「月経の周期が乱れ、顔がほてる」など。

●**初経（初潮）があった年齢**

●**月経周期**（月経の初日から、次の月経が始まるまでの日数）と**持続日数**

●**最終月経開始日**

●**経血量**（多い・ふつう・少ない）→【Q8】参照

**●月経にともなうトラブルの有無**

例えば「レバーのようなかたまりが出て、めまいや息切れがする」「月経中に耐えがたい腹痛や腰痛がある」「月経がだらだらと10日間以上続く」「月経前になると、イライラしたり、激しく落ちこむ」「月経用品で、ひどくかぶれた」など。

**●おりものの異常と量**

**●性交体験があるか**

以下のことを判断するときなどに、参考にします。

・内診の時の膣鏡のサイズ選び（性交体験のない場合は小さいサイズのものを使います）
・症状の原因が、セックスによる感染の可能性があるかどうか
・子宮頸がんの可能性があるかどうか（性交によるヒトパピローマウイルスの感染が関与している可能性が高いため）

**●出産、流産、中絶経験があるか**

特に流産や中絶から間もない時期であれば、その後遺症や合併症で症状が出ていることがあるので、診断のうえで重要な情報です。

**●これまでにかかった大きな病気と、その時の年齢**

## ●薬や食べもののアレルギーの有無

(2) 問診表は、受診の目的などをつかんで、診察を要領よく行うためのものです。でも、医師のなかには、手書きの文字を読むのが苦手だったり、目を通すのをめんどうがって、せっかく記入してもまったく目を通さない人もいます。

実際、読むのにかける時間をわずかしかとれないことが多いので、読みやすい字で、伝えたいことを簡潔にまとめるようにしましょう。医師やその状況にもよりますが、小さな字で細々と書くと、ますます読んでもらえなくなる可能性が高まります。

(3) 「答えづらい質問にも、正直に答えましょう。ウソをつくと、診断や治療にさしさわります」というのが、医師の意見です。でも、あなたには、どうしても記入したくない項目があるかもしれません。その時は、ウソを書くよりは、空欄にしておきましょう。

それは、問診の時も同じです。答えたくない、答えられない質問には、無理に答えなくてもいいのです。受診したら、「まないたの上の鯉」のごとく、質問されたことには何もかも答えなければならないということではありません。大切なことは、あなたが自分のからだや性交、妊娠などについての情報を、医師に提供する、しないを決める「力」を持っていることを知っておくことです。

残念ながら、医師のなかには、精神的な影響をあまり考えないで発言する人がいるのは事実です。そのため、本人にとってはすごく恥ずかしかったり、つらいことを明かして、それに対する医師の言葉がトラウマ（心の傷）になることだって、ないとは限りません。「14歳でセックスしたの？　ませてんな」「なんだ、中絶してるんだ」「へぇ、45歳なのに、処女なんだ！」実際、相談を通じて、こんな問診マナーがあるだろうか、とびっくりするような医師のセリフを知ることもあります。

ですから、問診表では書くのをためらったことを、診察中の医師とのやりとりで、その医師が信頼できそうな人だなと思ってから口頭で伝えるとか、初診で言えなかったことを、何度か再診して、信頼関係がしっかり築けてから話すということもできます。

大切なことを秘密にしたり、ウソをついて、その結果、誤診を招いたり正しい診断までに時間がかかったとしても、それは「自己（自分の）責任」という考え方もあります。ただ、それで思わしくない結果になっても、自分を責めないようにしましょう。あなたは、自分のからだで代償を支払ったわけですから、もう十分。自分が失敗することを許してやり、そこから学ぶようにしましょう。

また、最近では、検査方法が進んできています。たとえ、あなたが情報を伝えることができなかったとしても、検査がある程度カバーしてくれます。情報を提供しても、常に誤診や見逃しの可能性はあります。

そして、婦人科の医師にお願いです。性にかかわりの深い部位の専門家なのだから、本人が、性交や妊娠について、口にできない事情がある可能性を、いつも念頭に置いて診察してほしいと思います。

※「OK（Onna no Kairaku）ノート 2001 女が使う情報年間手帳」㈲ジョジョ（☎047・3771・6900）、1500円
『10年女性健康手帳』博文館新社（☎03・3811・4721）、1200円

## Q8

**問診表に「月経血が多い・ふつう・少ない」のなかから選ぶ、という項目があったんですが、自分の月経血の量が標準より多いか少ないかは、どうやって判断したらよいのでしょう?**

**ふだん使っている生理用品でだいたいの見当はつけられます。でも、一度、自分で測ってみましょう!**

## A わたなべ

月経量を聞かれ、何と答えたらよいか困った、という話は少なくありません。そりゃそうですよね。「ふつう」がどれぐらいなのか、保健体育の教科書には書いてなかったし、誰からも聞いたことがありませんもの。

ただ問診表では、厳密なことまで求めているわけではないので、「多いかどうか」のめやすは、いくつかあげられます。例えば昼間も夜用の大型ナプキンを使っている人、またそのナプキンの交換は1時間に1回くらいという人、タンポンを入れてもすぐにビショビショになるので使いづらいという人、血のかたまりが出るという人、これらの人は多いほうと考えられます。

特に、かたまりが出るか出ないかは、量が多いかどうかの大きな目安です。というのは、月経はある酵素の働きで通常はかたまらないようになっているのです。ところが、経血の量が多いと、酵素の働きが追いつかず、それで一部分はかたまりとなって出てくるということなのです。ですから、「量は多いほうではないかと思うのですが、自分ではよくわかりません」と答えれば、医師はたいてい「かたまりは出ますか?」と聞いてくるはずです。

このように、量が多い人のほうが自分なりの判断はつけやすく、「ふつうなのか少ないのか」のほうが難しいかもしれませんね。でも、やはり使っている生理用品の種類で、ある程度の判断はできるのではないでしょうか? 例えば「レギュラーサイズ」より「少ない日用」のほうをよく使う人でしたら、「少ない」といえるでしょう。また、日数は4~6日間くらいが一般的ですから、3日間程度という人も少ないほうといえます。

ただし、1日の量には個人差もあるでしょうから、単純に、日数が長い=量が多い、とは必ずしも言えないかもしれません。書くときに判断に迷ったら、「最近約1年間は量が減った」とか「3日で終わる」というメモを書き添えてもいいかもしれません。

標準的な量と比べて私はどうなのかしら?というのは、できたら知りたいところですよね。それには実際の量を測ってみるのがもっとも正確ですから、測ってみてはどうでしょう?

「え？　どうやって？」という声が聞こえてきそうですが、測り方は実はそう難しくはありません。使用済みのナプキンをスーパーのポリ袋のようなものに、乾燥しないように口をよくしばってため、1日分ずつ測って、開始日から最終日までの分を合計し、そこからもともとのナプキンの重さを引けば、だいたいの量が測定できます。もちろん、最初にナプキンの重さを測っておくのです。お風呂やトイレでかたまりとして流れてしまった分などはどう計算するのか、という問題はありますが、それはプラスアルファとして解釈すればよいでしょう。

外出先での分をどうするかについては、ポリ袋に入れて持ち帰る方法もあるでしょうけれど、あまり気が進まないかもしれませんね……。

そこでご紹介したいのが、郵便物の重さを測る小さなはかり。文房具店などで売られています。化粧ポーチに入る程度の大きさですから、これとポリ袋をトイレに持参し、その場で測って記録しておく、というやり方が衛生的、現実的かもしれません。

1回の周期の経血の総量は、ふつうは100～200グラム程度だそうです。100グラム以下だと「少ない」、200グラム以上だと「多い」ほう、といえるようです。また、毎回400グラム以上の人は、貧血が起きていると考えていいそうです。

## Q9 痛い検査が行われるのではないかと心配で、婦人科にかかるのをためらっています。痛みをともなう検査には、どんなものがあるんですか？

A まつばら

婦人科にかかった人たちから、どんなに検査が痛かったか、それをがまんしたつらさがしばしば語られるので、それを耳にしたあなたが怖くなる気持ちは、よくわかります。

実際、あまりに痛い体験をして、しかも、その時の医療スタッフの対応が悪かったために、婦人科から足が遠のいている人たちがいます。痛みへの対応は、これから婦人科医療がもっと検討していく必要のある課題の一つですね。

痛みには受け手の個人差がありますし、緊張してからだに力が入っていると、強く感じます。婦人科の基本的な診察法、内診ですら、痛みを感じる人は少なくありません。ウィメンズセンター大阪のアンケート調査[※1]では、「内診のやり方・膣鏡の使い方」について、婦人科患者の5人に1人が「痛い」「乱暴」と回答しています。

痛みをともなう可能性のある検査には、子宮頸部・体部の細胞診や組織診があります。

## ■子宮頸がんの場合

**細胞診**

・長い柄のついた綿棒で腟にたまっている分泌物を採る方法……綿棒で耳あかを採るのと同じようなもので、まず、痛みや出血はありません。

・ブラシやヘラを使って、細胞をこすりとる方法……軽い痛みや、わずかな出血が起こることがあるかもしれません。

**組織診**　金属性のはさみのようなもの（切除鉗子《かんし》）を使って組織を切りとるため、人によってはかなりの痛みと出血をともないます。

「子宮頸部は痛みを感じない」というのがこれまでの〝医療の常識〟（患者の実感と違う場合もしばしば）で、麻酔なしで行われます。体験者のなかには、「それほど痛くなかった」という人もいます。でも、「あまりの激痛で、思わず『痛い、痛い』とうめき声を上げたら、医師に『痛いわけない』ととりあってもらえなかった」という人もいます。

激痛を感じたからといって、「自分だけがおかしいのだ」「自分が悪いのだ」と否定的に受けとめないようにしましょう。現にあなたと同じように強い痛みを感じる人は、ほかにもいます。

腟拡大鏡で見るとき、病変を浮かび上がらせるために使われる、酢酸の薄め液がしみて、痛く感じる人もいます。

■子宮体がんの場合

**細胞診**　子宮体部の細胞診では、年々、器具の改良が進んで、激しい痛みをともなった以前に比べれば、かなり軽減されているそうです。

細い管の先についた輪や羽のようなもので細胞をこすりとったり、注射器につけた、先に穴がたくさんついたチューブで細胞を吸引したりします。（妊娠中以外は）小さくかたい状態の子宮口に器具を入れるので、痛みや出血をかなりともなう可能性があります。

子宮体部の細胞診があまり行われない理由には、いろいろありますが、うまく検査するにはかなりの習熟が必要なことや、この痛みの問題があるのです。

私はこの検査で、激しいショック症状を起こしましたが、それで体がんが発見され、命びろいしたので、受けてよかったと思っています。

**組織診**　細胞診で異常があった場合、子宮内膜の掻爬《そうは》といって、中絶などにも使われるキューレットという器具で内膜を掻き出し、その組織を検査します。激しい痛みを感じる人が多いため、外来で麻酔なしでは行われにくい検査です。特に出産経験のない人や痛感の強い人には、入院して全身麻酔下で行われます（通常1泊2日）。

## Q９ 痛い検査にはどんなものが？

麻酔なしで外来でこの検査を受けた人でも、「思ったほどは痛くなかった」という人もありますが、これはまれです。「『少し痛いかもしれません』と医師に言われたけれど、少しなんてものじゃなかった」、なかには「内診台の上で、失神した」「自力で立ち上がることも、歩くこともできなくなった」という声もあります。

子宮がん専門医が書いた一般向けの本には「通常は麻酔はせず、患者さんにがまんをしてもらいますが、二〇人のうち一人くらいは失神することがあります[※2]」と書かれています。がまんする自信がない人は、麻酔下での検査を希望しましょう。

**痛みをできるだけ軽くするには、**

**①医師や病院を選ぶ**

**②納得して受ける（覚悟を決める）。リラックスする。気持ちをそらす**

**③鎮痛剤の投与や麻酔をしてもらう**

などの方法があります。

① 痛みの強弱は、診察室の環境、医師の説明の有無やその方法、心配り、手技の腕前（熟達度）、器用さなどによっても左右されます。あなたが、同じ検査を複数の医師から受けること

になったら、痛さを含め、その違いに驚くことになるかもしれません。

何が行われるのかわからない不安な状態で内診台に乗ることになったり、むき出しの下半身のまま内診台の上で長いこと待たされたら、緊張するなと言われても緊張してしまいます。また、大病院で、カーテン越しに隣の内診の様子がまる聞こえだったり、何の断りもなく、たくさんの研修生が見学している気配があったら、あなたの緊張度は高まるかもしれません。

乱暴で雑な動作をする医師や、不慣れで手元不如意な医師だと、痛みが強い場合もあるでしょう。例えば、腟鏡のサイズ選び一つとっても、患者が痛い思いをしないようにと、できるだけ小さいサイズにする人もいれば、サイズに無頓着で、腟に力まかせに押しこむ人もいます。

ただ、精度の高い検査をするために、しっかり細胞を採取しようと熱心になるあまりの、必要な痛みである場合もあります。「痛い医師＝へたくそ」とは限りません。それはある程度、医師の態度から伝わってきますよね。

できるだけ思いやりのあるていねいな対応の医師にかかろうと思ったら、事前にできるだけ情報を集めて、医師や病院を選びましょう。情報源としては、看護婦さんや患者、サポートグループなどが頼りになります。特に内診に立ち会う看護婦さんは、「△△先生は雑で痛くする。○○先生は、やさしくてていねいよ」と実によく見ている人が多いです（108ページ参照）。

② よくわからないまま痛い目にあうのと、検査の意味を理解して、「自分の命を守るために必要なこと」と納得したうえで、同じ体験をするのでは、受ける感じもずいぶん違うでしょう。どんな検査なのか、できるだけ医師の説明を聞き、わからないことは質問し、納得したうえで受けましょう。

そうはいっても、「忙しい医師にそれを求めても……」と理想論になりがちです。疑問の解消に、この本に紹介されている情報収集のさまざまな方法も、ぜひ役立ててください。

痛みの感じ方は、その受け手の心の持ちようや、置かれている状況によっても、左右されます。緊張をやわらげるために、患者自身ができることは、いくつかあります。

**●イメージトレーニング**

例えば、オシャカさまが現れて、あなたに微笑みながら告げるところを想像してみます。「ダイジョーブ、心配しないで。ダイジョーブなように私が手配してあります。あなたはとても大事な生きもの。だからいつもふかーく守られている」

これは、鍼灸《しんきゅう》師でイメージトレーニングのインストラクターの田中美津さん流。[※3] 守ってくれるものは、仏さまでも、かわいがってくれたおじいちゃんでも、クマちゃんだろうと、あなたの〝つよーい味方〟になってくれそうなものなら、何でもかまいません。

私の場合は、自分の守護神を勝手に「蛙」と決めているので、応用して「がまサマに守られている」と心のなかで祈るようにしています。聡明で、温かい目をしたがまサマが私のところに降りてきて、私をやさしく包みこんで守ってくれるところをイメージして、にっこり微笑みます。たとえ、口の端を上げるつくり笑いでも、全身の緊張をほぐすのに、大いに役立ちます。そうしていると、(痛みを感じるかもしれない)からだから、自分の意識が離れます。

私は痛そうな検査や、手術後の痛み、採血、点滴の針打ちのときなど、この方法を実践するようになったら、〝痛みの節約〟になって、とってもお得です。

うまくいかないときもありますが、最高に成功したのは、手術前に自己血輸血用の血液を採ったときでした。2つの点滴と採血のため、両腕に合計3つの針が刺さった状態で、800ccの血液が袋のなかにどんどんたまっていくのを眺めながら、「がまサマに守られてるー」。自分の血液が体外に出ていくのを目の当たりにするのは、決して気分のいいものではありません。貧血になる人だっています。でも、その時は、私に黄色い光が降りてきて、からだが温かく包まれ、なんの苦痛も感じませんでした。イメージトレーニングを習っておいてよかったと、心の底から思いました。

**●腹式呼吸**

緊張してくると、胸で浅い息をしてしまい、さらに緊張が高まる悪循環におちいります。そんな時は、意識的にお腹を上下させる深い呼吸するだけでも、気持ちは落ちつき、からだがほぐれてきます。イメージトレーニングと組み合わせると、効果大です。

緊張を解くには、いったん、からだにぎゅっと力を入れて、パッと力を抜く方法も有効です。

**●医師の手元を見る**

もし、あなたが目隠し状態で、こめかみに冷たい金属の筒が押し当てられたら、それが泡立て器の柄でも、ピストルを突きつけられたのかとビビッて、ばくばくと動悸が高まるでしょう？　これは、ちょっと極端なたとえかもしれませんが、未知の恐怖というものがあります。それに、目が見えないと、その不足分を補おうと、触覚や聴覚がとぎ澄まされてくることはよく知られています。

これは私の推測ですが、日本の婦人科の独特の慣習になっている内診台のカーテンは、患者の視野を奪って、「何、されるんだろう？　何、されるんだろう？」と、性器の触覚・痛覚をとぎ澄まさせている一面があると思います。

③　予防的に痛みどめの内服薬や座薬を使う。必要に応じて、麻酔を使用してもらう。

ある医師によると、「痛がる人には気の毒だけど、3分診療を強いられる日本の現状の医療制度では、外来で局所麻酔を使って検査をするのは、とても無理」だといいます。でも、「激しい痛みだったから、二度と受けたくない」と必要な医療を受けるチャンスを逃してしまうことだってあります。激痛を感じる人に検査を強行すれば、動いた拍子に、穿孔《せんこう》（器官に穴があくこと）する危険があります。

それに、医療制度の問題も大きいですが、病院によっても、対応はかなり違います。痛みに対する不安の強い人が、痛みをともなう可能性の高い検査を受けるとき、先に痛みどめを処方してもらって、効いたころに検査を受けるという方法もあります。これは、病院にそれほど負担なく対応してもらえることです。

自分のかかっている病院で、どのような対応が可能か、医師と話し合ってみましょう。

※1「こんな産婦人科がほしい　女のクチコミ情報」編集・発行ウィメンズセンター大阪（☎06・6933・7001）

※2『子宮ガン』上坊敏子著、主婦の友社

※3『いのちのイメージトレーニング』田中美津著、筑摩書房

## 婦人科で行われる検査

どんな検査をするのか前もって知っておくと、

**(1)不安感を減らし、心がまえや準備ができる**
**(2)必要な検査を受けそびれない**
**(3)不必要な検査、望まない検査を受けずにすむ**
**(4)検査による弊害や痛みを避けることができる**
**(5)結果の意味を理解できる**

などに役立てることができます。

(1)【Q9】参照

(2)医師は、患者に「必要な検査を行うとは限らない」ということを心にとめておいてください。医師の経験や知識の量、慎重さに左右されることもあります。また、ある程度病気が進まないと、検査結果に表れません。

(3)同じ兆候や症状を示す病気がいくつかある場合、他の病気の可能性を否定し、どの病気であるかをしぼりこむために、検査が必要になります。病院や医師によって、検査項目にはばらつきがある場合があります。

また、検査を受けるか否かの選択は、ある意味でその人の人生観にも左右されます。場合によっては患者自身の選択で、検査を受けず、病気の有無や病名を知らないですませるという判断もあるのです。

(4)【Q9】参照。痛みのほか、レントゲンやCTスキャンによる被曝、造影剤のアレルギー、内視鏡による穿孔の危険など、検査にはリスクがつきまとうものがあります。

(5)納得のいく治療を選択するうえで、検査結果の意味を理解しておくことは重要です。がん検診の細胞診のクラスと進行期については、210ページ参照。

**●婦人科の主な検査**

**①超音波エコー**↓211ページ参照

②**尿検査**　妊娠しているかどうかを調べるのにかかせない検査の一つ。胎盤の純毛組織から分泌されるホルモン、ゴナドトロピンが検出されれば、妊娠している。尿のなかに含まれるホルモンの量で、ホルモンの分泌状態や排卵の有無もわかる。細菌の有無で、膀胱炎の診断が行われる。糖やタンパクが出ていないか、内科的なチェックも行われる。

③**血液検査**　貧血の有無。ホルモンの状態によって、月経不順の原因や更年期か否かなどがわかる。肝炎やヘルペス、クラミジア、風疹、梅毒などの抗体を調べ、性感染症にかかっているかどうかを調べられる。子宮や卵巣に腫瘍がある場合は、腫瘍マーカーを測定して、それが良性か悪性かの判断材料の一つにする。

④**おりもの検査**　腟炎や外陰炎を起こしている場合、内診の際に腟鏡を入れて、綿棒で腟内の分泌物をとり、顕微鏡で見たり培養検査をして、トリコモナスやカンジタなどの病原菌に感染していないかを調べる。

⑤**細胞診**→【Q9】参照

⑥**内視鏡　腟拡大鏡（コルポスコープ）**……子宮頸部を拡大して、がんが疑われる病変を確認して、細胞診のためその組織をとる。頸部に酢酸の薄め液を塗ると、肉眼ではわかりにくいわずかな病変を見つけることができる。**子宮内視鏡（ヒステロスコープ）**……胃カメラと同じ原理で、子宮のなかに入れ、子宮筋腫や子宮体がんなどの病変の様子を詳しく調べる。

⑦**CT（コンピューター断層撮影）**→207ページ参照

⑧**MRI（磁気共鳴画像）**→207ページ参照

※卵巣がんの疑いがある場合、開腹しない限り、細胞や組織をとることができないため、経腟エコーやCT、MRI、腫瘍マーカーなどで推定する。

（まつばら）

## Q10 内診は必ず受けないといけないものですか。内診が恥ずかしくて、婦人科に行きたくないのですが……。

## A まつばら

**答えは、「いいえ」です。**

「婦人科の診察には、内診はつきもの」と思いこんで、婦人科にかかるのを敬遠してる人がいますが、必ず受けなければならない、というものではないのです。ちょっと、安心されたでしょうか？　内診が行われないのは、次の場合です。

**①本人が望まない。**
**②内診がそもそも必要ない。または、必要度が低い。**
**③子どもや思春期、性体験がない。**
**④からだや心の状態でできない。**

①　あなたが婦人科に行く必要性を感じながら、「内診があるから絶対にいや」と思って病院

に行かないでいるとしたら、苦しみを長引かせて、損をしているかもしれません。

症状や悩みによっては、問診だけですむ場合もあります。尿検査や血液検査、お腹からの超音波検査（エコー）などの画像診断で、子宮や卵巣の状態をある程度調べることは可能です。ためしに、内診をしないという前提で受診して、相談だけしてみてはどうでしょうか？　内診なしで、悩みを解決する糸口が見つかるかもしれません。

もし、医師が問診の結果、内診を受けるように勧めたら、以下のような質問をしてみましょう。

**●なぜ、必要なのか。**
**●ほかに診断の方法はないのか。**
**●内診でどのようなことが行われるのか。**
**●どんな病気の可能性が高いのか。**
**●内診なしに、その病気の治療は受けられないのか。**
**●治療を受けない場合、どうなる可能性があるのか。**
**●診断や治療を急ぐ必要があるのか、**など。

問診のやりとりを通じて、必要性を納得してから、内診することを決めることもできます。

この医師なら信頼できそうだと確かめてから、あるいは、何度か再診して信頼関係が築けてから受けることを選んでもいいのです。

性器というプライベートな部分を、医師とはいえ、アカの他人にさらすのですから、内診を断ったり、段階をふんで納得してからすることにしても、本来、非難されるようなことでは決してありません。したくないこと、そして、特別な配慮など、してほしいことをはっきり言ってかまわないのです。

私自身、がんと診断された後、資料を持参して術式の相談で訪れたセカンドオピニオン医には、内診がそれほど必要だとは思えなかったし、気も進まなかったので、断りました。手術が終わった後、鼠径《そけい》部のリンパ節の腫れが気になって、別の医師に相談に行ったときは、リンパ節の腫れ具合を実際に見て意見してほしかったので、進んで内診を受けています。

内診の所要時間は、医師や症状によっても違いますが、ふつう、1〜3分という短時間で終わります。おりもの検査や、子宮がん検査、子宮や卵巣のかたさや癒着など、内診でしか得られない、診断に重要な情報が数多くあるのです。

でも、医療上必要なことであっても、本人が拒否することを医療者が行うことは、原則としてしてはならないことです。医師が、内診は絶対にいやだという患者に無理じいしたら、その場は診断に必要な情報を手にすることができても、トラウマ(心の傷)になって二度と婦人科には行きたくないと思う、重い〝婦人科ぎらい〟を作ってしまいかねません。

医師や看護婦にとっては、内診は毎日のことなので、当たり前になりがちです。それほど必要がないのに、形式的、念のために行っている場合もあると聞きます。また、大学病院などの教育施設では、経験の浅い研修医が、診断力がないのに形だけやっている場合もあるそうです。

もし万一、あなたのかかった医師が説明もそこそこに内診しようとして、質問してもろくに応じなかったら、「けっこうです。お断りします」と言って、病院をさっさと後にしましょう。また、医師のなかには、内診を拒むと、わがまま、非協力的だと叱責したり、怒りだす人もいます。「婦人科にかかったからには、医師の指示に従って、尻ごみせず、正確な診断に欠かせない内診に応じるべき」と、強引に内診に誘導しようとする人もいます。

内診に抵抗感が強い人は、不本意な思いをしないためには、受診する前に、病院に「内診したくないのですが、受診できますか?」と問い合わせて、医療スタッフの姿勢を確認しておくと、より安心です。心ある医師なら、患者の意思を尊重して、いやがる人に内診を強要することはありません。探せば、内診を断る患者の相談にもこころよく応じ、できる範囲の治療や支援をしてくれる医師はいます。

内診を拒む人のなかには、以前に婦人科でいやな思いをした人や、性暴力を受けた人がいます。本人が希望すれば、専門機関に紹介してくれたり、まつしま産婦人科小児科病院（東京都江戸川区）や港町診療所（横浜市神奈川区）（巻末・女性医師リスト参照）など、ごく限られた病院ですが、カウンセリングを行う態勢を整えているところもあります。

信頼できるかかりつけの婦人科医を見つけておくと、安心です。

② 診察の目的によっては、内診が必要ない場合があります。例えば、月経の予定日を変更したり、避妊のためにピルを処方してもらうため。セックスの相談。更年期障害の相談。乳がん検診（医師によって行っていない場合もあります）など。

念のためにと、内診が必要な「子宮がん検診」などを勧められることがあるかもしれませんが、必ず受けなければならないものではありません。

補足ですが、ピルを長期間使用する場合、子宮体がん・卵巣がんの危険性は低まり、逆に子宮頸がん（特に腺がん）の危険性が高まります。このことをきちんと頭に入れている医師は、ピルを長い間飲む人へ、子宮頸部の細胞診を強く勧めるでしょう。

「婦人科の病気のセカンドオピニオンは、内診しなければならないから、あきらめた」と言う人は、少なくありません。でも、主治医から、診断に必要な情報さえ提供してもらえれば、あえて内診をしなくていい場合も少なくありません。

医師の言いなりになるのではなく、自分自身で、「内診を受ける」「受けない」を決められることができることを知っておくことは、大切です。

③ 詳しくは【Q11】へ。

④ ①とも一部重なりますが、ワギニスムス※（膣痙攣《けいれん》）や、何らかの理由で膣が狭い、ない人など。

※膣への挿入や性交痛への強い緊張や恐怖などから、無意識に起こる膣の筋肉の強い収縮

## Q 11

10代です。毎月、生理痛がひどいので、養護教諭から、病院へ行くことを勧められています。でも、母は「生理痛くらいで……。それに、若い子が婦人科に行くなんて、誤解されるかもしれないから、やめておきなさい」と言います。私自身、病院へ行くことには抵抗があるのですが……。

## A わたなべ

思春期外来を設けている病院もあります。探し方がわからなかったら、インターネットで検索してみると、専門科を持っている病院を見つけることができるでしょう。養護教諭から紹介してもらう方法もありますね。

まず、月経痛（生理痛）をそのままにしておいていいか、といえば、私自身の体験からしても、また、長期にわたって痛みに苦しんでいる多くの人たちが「高校生くらいからひどい生理痛に苦しんできた」ということからしても、なるべく早いうちから適切な医療に出合ってほしいという願いが、私にはあります。

その時かかる専門の診療科はやはり婦人科です。ネガティブな印象や思いこみを持っている人に、簡単に考えを変えてもらうのは難しいことかもしれませんが、月経が始まったら、そのリズムをになう卵巣や子宮のトラブルや病気は、婦人科の領域ということになりますから、例えば養護教諭から説明してもらうなどして、お母様にも理解してもらえるようにしてみましょう。

若い世代は、大人以上に病院の探し方で苦労するかもしれないと思います。身近な人に相談するだけでなく、インターネットなども活用するといいですね。

それから、あなたのような年頃の場合、月経トラブルだけでなく、将来の進路決めなどで、精神的な悩みをともなっていることもあるでしょう。そういう、心とからだが不可分のような悩みの相談にも応じてもらえる「思春期外来」を設けている病院もあります。どこで設けているかは、自治体の保健所に問い合わせてみるのもよいと思います。

また医療機関以外にも、女性センターや福祉行政としての相談機関などで、10代の人たちを対象に電話相談や面接相談などを設けているところもあり、これも保健所に聞いてみると、どんな支援が受けられるか、おおよそのことはわかるでしょう。また、「思春期ホットライン」（巻末・サポートグループ、193ページ参照）という電話相談もあります。

## Q11 10代です。婦人科に行くべきか悩んでいます

私自身、対談でも話していますが、若い時期に婦人科にかかったときには苦労しました。当

時勤めていた会社の診療室の（おそらく）内科の医師に不正出血のことを相談したら、「あなたのようにウエストをしめつける服装だと出血しやすくなるからやめなさい」と言われただけだったことを思い出しました。それで産婦人科の看板だけを頼りに扉をたたいたときには、かなり受診が遅くなってしまった、という経緯があったのです。

このように、誰かに相談したからといって、よいアドバイスが返ってくるとは限らないのが難しいところです。できたら、心当たりの人や相談先は、複数あたってみたほうがいいでしょう。

ところで、月経痛には、原因を特定できる場合と、そうでない場合があることも、知っておかれたほうがいいと思います。また、診断自体、実はあいまいなことも多かったりします。医療の体験談をたくさん聞き合わせていくと、「こういう診断だったけれど、あとでわかった診断名は……」という話が実に多いのです。実際、まつばらさんや私もそういう体験をしています。

診断名があいまいなのであれば、病院にかかること自体、意味がないように思ってしまう人もいらっしゃるかもしれませんが、そんなことはありません。わからないことや納得のいかないことがあったら、何度もくり返し問い直すような医療体験を重ねていくうちに、必ず自分自身に大切なことがわかってくる面があります。

先日、17歳で、月経不順のため婦人科受診の経験のある高校生に体験を聞いたとき、「最初のうちは、お医者さんが言っていることがまったく頭に入らず、ただハイハイと言っていただけで、うちに帰ってから、あれ、この薬はどう飲むように言われたんだっけ、と思うことがよくあった」と言っていました。振り返れば私自身かつてはまったく同様でしたし、そういう人はきっと多いだろうと思います。「で、その時どうしたの?」と聞いたところ、「電話で聞いたりした」とのこと。私は、それでよいのではないかと思うのです。私自身そうだったように、結局、経験することによって、一歩ずつ前に進むことを覚えていくのです。

「最近はどう?」と聞いたところ、「今は前よりずっと質問できるようになったし、私はこの薬は使いたくないんですけど、ということも言えるようになった」と言います。自分のからだの中にとりこむものなのだから、自分で決めたい、という考え方は、頭で考えるより、経験が育てていくのだなあと思います。

## あなたの願いや希望についての小さなアドバイス

**●名前をフルネームで呼ばれたくない**

偶然居合わせた人にも名前などは知られたくない、という人は少なくないでしょう。

一方、病院側がフルネームで呼ぶのは、患者の取り違えミスを防ぐ目的もあるので、「名字で呼んでください」というのは、受け入れてもらうのは難しいかもしれません。でも本名を使いたくない、という願いは、決してわがままな願いだとは思いません。

受診前に病院に電話して、本名とは違う通称名を使用させてもらえないかどうか、尋ねてみてはどうでしょうか？

ポケットベルで呼びだす病院もあるので、そういうところなら名前は呼ばれなくてすむかもしれません。（21ページ参照）

**●待合室で待っていたくない**

名前などと同様、自分のプライバシーを保つために、待合室で待ちたくないという人もおられるでしょう。受付で相談してみましょう。

また前出のポケットベルで対応する病院は、院内ならば、原則、どこで待っていても大丈夫です。

私の場合は、子宮腺筋症による腰痛の症状がピークに達したとき、待合室のソファに座っていることすら耐えられなくて、受付に申し出てベッドに寝かせてもらいました。寒い時期でしたが、電気毛布もつけていただいて、つらさをやわらげることができました。「遠慮することないんだなあ」と思ったできごとでした。

**●夫や親に病気や受診のことを、言わないでほしい**

家族であっても本人の承諾なしには何も言わない、という医療機関は、まだ少数ではないかと推測されます。

自分からの希望として病院に伝えることは可能だと思いますが、全スタッフにそれを徹底してほしいと願い出るのは、かなり難しいのではないかと思われます。

なかには、入院中でも、たとえ家族からでも電話の取りつぎを一切しない、入院しているかどうかも答えない、というふうに徹底してプライバシー保護を方針としている病院もあります(まつしま産婦人科小児科病院、巻末・女性医師リスト参照)。

**●特定の薬のアレルギーがあるので、その薬を使用しないでほしい**

初診というのは問診から始まります。その時に必ず医師に伝えましょう。

ほかにも、例えば気になる症状、生活環境(仕事のストレス、人間関係など)、既往歴(大きな病気の体験)、家族の既往歴などで医師に伝えておきたいことがあれば、簡単なメモにまとめ、渡せるようにしておくといいかもしれません。カルテなどにとじておいてもらうといいと思います。

**●アルコール綿で消毒しないでほしい**

アルコールによって赤く腫れるアレルギーのある人のために、最近は低刺激の消毒綿を用意してある病院もあります。自分がその体質だとわかっている人は、問診の時や、注射や点滴で消毒する前に申し出ましょう。

**●手術をしたくない**

まず、手術をしない場合のメリット・デメリットを確認しましょう。自分にとって手術をするメリットは、デメリットをしのぐだけの価値がないと思われるなら、手術をしないと決める決定権は、あなた自身にあります。

あいまいな伝え方だと、誤解につながりかねませんから、はっきり伝えましょう。

しかし、考えが変わったときには、それもまた率直に伝えることに、臆病にならないでくださいね。

**●病名を告知されたくない。病気や治療についての詳しい説明は聞きたくない**

自分のからだに何が起きているのかをありのままに知るのは大切なことだと思いますが、それをすべての人に当然のこととして、押しつけることは誰にもできません。知りたくない人は、最初に検査を受ける前から、医師に伝えておいたほうがいいでしょう。

ただし、原則、患者本人に伝える方針の医師もいます。また、本人が説明を望まない場合、代理の誰かが聞き、治療法を選ぶ必要がありまます。病状を知らないと、見当はずれな治療や医療事故を自分でチェックすることがより難しいことは心にとめておきましょう。

また説明を聞く気になれないときは、メンタルケアが必要な状態の方もいるでしょう。場合によっては、サポートを求めましょう。

**●手術の説明や手術当日の立ち会い人として、信頼している第三者を頼みたい**

手術などの立ち会いは家族に限る、という一律のルールがあるかのような思いこみがありますが、そうでない病院もあります。

まったく身寄りのいない人もいますし、訳あって親族と絶縁状態にある人もいますよね。手術の立ち会いを家族に頼みたくないという理由で、適切な治療を受けそびれたりしては、よくありません。

血縁者でない人を立ち会い人に頼みたいという希望を伝えて相談しましょう。

まったく立ち会い人なしの手術などは、おそらく病院側が承諾しないのではないかと思われます。大きな病院にはメディカルソーシャルワーカーなどがいる場合もありますから、頼む人がいなければ、それも含め、どうしたらよいか相談してみましょう。

**●自分の希望していない手術内容に変更されたくない**

口頭で約束しておくだけでも十分ではないかと思いますが、「それでは不安でたまらない。病院側から手術の同意書を求められるのだから、そこに私からの付記として、こういう手術はしてほしくありません、と書き、担当医からの了解しました、という文を付け加えさせたい」という相談を受けたことがあります。

そもそも同意書というものは、「よくわからなかったが、書かなくてはならないと言われたから書いた」ということであれば、「承諾」の法的効力はありません。

逆に、「こういう手術はしないでほしい」と明確に書き添えれば、それは「患者はよく理解して手術を承諾した」という証しにもなります。ですから、医療過誤訴訟に詳しい弁護士などは、そういう書き方はしないほうがよいのでは?という意見です。

しかし、「自分がこうしてほしい、してほしくない」ということを言ったり書いたりするのは、あくまで本人の自由。

治療法、手術内容については、納得のいくまで、医師と相談しましょう。（わたなべ）

## Q12 内診台のカーテンを「使いますか、使いませんか」と医師（看護婦）に聞かれたのですが。

**A まつばら**

「カーテンがないと恥ずかしくて、診察を受けられない」という人もいるでしょう。逆に「自分のからだに何をされるのか、見て確認できないと怖い」「医師とコミュニケーションをとりながら、内診を受けたい。性器だけ見られるのは、もの扱いされているようでいや」という人もいるでしょう。

自分の感覚や、優先順位、状況などに応じて、使うか、使わないかは選んだらいいと思います。

内診台にカーテンが下がっていることは当たり前のようになっていますが、これは日本の産婦人科独特のものです（どのようにして、このようなスタイルが定着したのか、ご存じの方がいらしたら、ぜひ教えていただきたいです！）。

外国人の女性で、日本の婦人科を受診して、このカーテンの慣習に驚いたりとまどったりする人は、少なくありません。まさに、「ところ変われば、品変わる」です。

あなたの担当医が、カーテンを使うかどうか患者の意思を確認したとしたら、それは、今のところかなりの少数派です。もしかしたら、外国人の利用者が多い病院だったり、医師が留学経験のある人だったり、内診について考えを持っている人なのかもしれません。

どうしたいのか聞かれなくても、不要だと思う人は、「カーテンは使いたくありません」などと伝えれば、開けた状態で診察してくれます。

なかには、内診台にカーテンがないほうが質の高い治療ができると考えたり、カーテン使用をいやがる外国人の利用者が多いなどの理由で、最初からカーテンのない病院もあります。

私が受けた相談を通じて、「からだの状態が不安」と訴える一方で、「自分がどんな検査を受けているか、全然わからない。医師がカーテンの向こうでちゃちゃちゃとやっているから」と話す婦人科利用者の人は、驚くほどたくさんいます。カーテンは、視線をさえぎるだけではなくて、もしかしたら、気持ちさえもさえぎっているのかもしれません。

「自分の性器はどんな状態かな」「どんな検査や治療をされているのかな」「できるだけ、痛くしないでほしいな……」からだへのいたわりや、まっとうな関心、自分の状態や希望を医師に伝えることを遠ざけて、ついつい医師まかせになってしまう一因なのかもしれません。

私が手術を受けた病院の婦人科は、今のところ、内診台のカーテンが慣習になっています。

私自身は、カーテン越しの内診で3度ひどく痛い目にあって、「医師の手元をしっかり見よう」と、カーテンを使うのをやめる決心をしました。

大げさだと思われる方もいるかもしれませんが、子宮体部の細胞診で、自分では死ぬかと思うような激しいショック状態を起こし、再検査で再びショックを起こしかけ、子宮内膜全面掻《そう》爬《は》の前処理でも激痛が走り……。麻酔下ならいざ知らず、もはや意識があるのに、何が自分の身に起こるのかをこの目で確かめることなく、内診台に受け身で横たわっている気になれなくなったのです。

慣習に逆らうこと、少数者になることは、勇気がいることです。それに最初はとても恥ずかしかったし、今も恥ずかしさはぬぐえないのですが、得た効用は、数え切れません。

羞恥心のありようは人それぞれなので、いちがいにお勧めするわけではありませんし、そうするのが正しいということではありません。

ただ、実践してみて、私には、弊害は何一つ見当たらないのです。今では、何をされているのかわからないカーテンの下りた状態をむしろ不自然だと感じます。自分にとっては、カーテンは視界をさえぎるじゃまなもの、不要なものになったのです。

自分がどんな検査を受けているのかを理解するのに大いに役立っていますし、たとえ内診台の上であろうとも医師と人間的なコミュニケーションがとれます。

「その器具は、何のために入れるんですか?」

「もっと小さい膣鏡にしてください」

「ここに気になるしこりがあります」

「膣が萎縮していますか?」

忙しい外来では、いきおい問診時間は短くならざるをえないので、内診中も会話ができることは、貴重なことです。

それに、研修生に無断で内診を見学されることを未然に防いでいます。


がん仲間と話していて、ある時、30代の子宮頸がんの友だちが、「私は主治医のセンセイに、一生、頭が上がらない感じ。だって、自分のいちばん～ん恥ずかしいところを見られてるんだもん」と言うのを聞いて、うーんと考えこんでしまいました。

「なるほど、カノジョはそうなのね……。かくいう私は、みじんもそんな感じがしないのは、どうしてなんだろう?」と。

それで、ハタと思い当たったことがあります。

〝視点の力学〟というものがあるそうですが、内診でカーテンを使わないことを選んでいる私は、一方的に見られているのではなく、内診している医師や看護婦さんの様子を見ています。カーテンなしの内診に慣れていない看護婦さんが、恥ずかしそうに「センセイ、(性器を照らす)ライト、つけてもいいんですか?」と、医師にあえてたずねている様子も見ています。

「ハイ、肛門に指入れるからね」と担当医に声をかけられて、ついつい協力的に腰を上げたら、医師が思わずにんまり笑ってしまった表情も、見逃しませんでした(カーテン越しだと何をされているのか明瞭ではないので、タイミングを合わせて腰を上げた患者なんていなくて、意外だったのでしょう……たぶん)。

そんなふうに、相互に視線が交錯しているので、無力な感じがしないのです。

「視ることで私は力を得ている」ということに気づいたことが、カーテンなし内診の、私にとっての最大の収穫です。

# 私の病院選び・医師選び

**まつばら**　私は、がんの診断がつく前に自覚症状が悪化の一途をたどったので、3人の婦人科医にかかったわけですが、別に私が内診や検査を拒否した、というわけじゃなかったのに、子宮頸部の細胞診すら一度もしなかったんです。有名大学病院の助教授や別の大学病院の講師の人にかかったのに。私もよっぽど運が悪かったのかなと思ったんだけど、後から似たケースは少なくないと聞きました。

**わたなべ**　私も自分の経験から、大学病院というだけで信頼するのはよくないと思っているんだけど、でも、じゃあどこの病院に行ったらいいの？って、困ってしまいますよね。

**まつばら**　私は手術した病院を選ぶとき、一応、いろいろな面から考えました。そこでがんが発見されたこと、家の近所の総合病院だったことは決め手としては大きかった。あと、がんは性質による分類もあって、私の場合は腺がんといって、医学常識では、扁平上皮がんと比べると進行が早いと言われていて、知りあいの病理医から早く手術したほうがいい、とアドバイスされたこと。人づてに、その病院の婦人科の外科的な技術は満足できるレベルだと聞いたこと。

でも決め手になったいちばん大きな要素は、医師のあったかい人柄と説明の時の姿勢や内容でした。こちらも事前の下調べもしたうえで臨みましたが。それから、知人に重大な告知を受けるときは頭が真っ白になって説明が記憶に残りにくいという話を聞いていたので、子宮がんの体験のある親しい人の同席も頼みました。カセットテープレコーダーとメモ用のノートも持っていきました。

説明は、まったく治療しないで経過観察するとどうなるか、妊娠を希望する場合などは黄体ホルモンを使う子宮を温存する治療法、手術法にしても、体がんⅠ期の標準治療は子宮と両卵巣とリンパ節の摘出ですが、卵巣を半分とか4分の1残す可能性のこととか、お話がありました。術後の後遺症についても、リンパ節の廓清《かくせい》（取り除くこと）をすると将来リンパ浮腫になるかもしれないとか、子宮を摘出するときに、そばにある膀胱の神経を傷つけて排尿障害になる場合もあるとか、ていねいだったと思います。

**わたなべ**　まったく治療しない場合まで説明するケースって、実は少なくないですか？

**まつばら**　まれなようですね。「子宮・卵巣がんのサポートグループ　あいあい」とNHKが、主に「あいあい」にかかわりのある婦人科がん患者を対象に行ったアンケート調査

（2001年5月実施、回答者数571名）で、主治医からの治療法の説明は、「一つの治療法を示された」「治療法の提示はなかった」という回答が約8割です。

**わたなべ**　そこが、患者を待ち構えている落とし穴なんだと思うの。医師は誠実に仕事しているにちがいない、私に悪いようにするはずがない、わからない部分があるのは、そりゃ私はシロウトだし、医師のように頭もよくないんだから仕方ないわ、ってなっちゃう。昔の私が、まさにそうだったと思います。

医師がほんとうに患者本位の医療を考えているのか、それとも患者に「よろしくお願いします」と言わせようとしているのか。私は、後者のように、形式だけのインフォームドコンセントになっているケースが実はとても多いんじゃないかと思います。

今のテープの話なんですが、筋腫の人が「テープをとらせてください」と言ったら、「何でそこまで猜疑心を持ってるんだ」みたいなことを言われて、「うるさい困った患者」扱いされた、という話があるんですよ。

**まつばら**　後で主治医に聞いたら、「録音させてほしいという申し出はこれまでにも受けたことがある」というお話でした。

**わたなべ**　患者は何度も聞かなければ頭に入りにくいんだから、テープにとらせてもらうくらい、もっと当たり前になってほしいですよね。

**まつばら**　あと、主治医は「手術はこの病院でいいんですか?」と聞いてくれたんです。

**わたなべ**　かなりいいお医者さんですね。でも、あまり誉めると、みんながその人に殺到してしまいそうで、怖い。誤解を恐れずに言えば、立派な発言をなさる方だとしても、その方のおっしゃることを、いつも間違いないはずだと信用しすぎないほうがいいと思うんです。信頼しつつ、でも疑問に思ったことは一つひとつ確認する、というふうでないと、いい信頼関係は作れない。

**まつばら**　そうですね。実は、同じ医師にかかっている方たちにお聞きしたら、治療法を一つだけ提示されている方が多かったんです。それで、説明の席で、自分や同伴者から質問をして、引き出した面もあったのではないかと思いました。それと、私はセカンドオピニオンはとらなくちゃと思っていたので、医師に「納得して治療を受けたいので、ほかの医師の意見も聞いてみたいから資料がほしいです」と申し出たんです。ちょうどそれが日本医師会が原則カルテ開示を表明した2000年1月だったので、医師が「きた、きた」とおっしゃって(笑)、すぐカルテのコピーを出してくださったんです。そういう情報開示に関するオープンな態度も、決め手の一つになりました。

**わたなべ**　情報を手渡してるかどうかは重要ですね。自分の子宮全摘手術までの決断のプロセスを思い出したんだけど、子宮筋腫や内膜症では、手術以外の治療法はホルモン薬ですって言われることが多いわけ。私も、これで治るのかもしれないという思いこみがあったから、のべ4年近く薬を使ったんです。長期の連続使用はできない薬だから、途中休み休みに。でも、治らない。何かおかしい。これは全然治療になっていないとやっと悟ったところで、最後の担当医に出会った。彼女からは、ホルモン薬の限界や問題点をきちっと説明してもらって、「最大のリスクは骨粗鬆症《こつそしょうしょう》です」と聞かされた。ひぇーと思ってさらに聞いたら、「とはいえ、あなたの年齢、使った薬の種類、期間や量を考えたらそんなに重大な問題にはならないだろう」と。だけど「十分な説明が行われずにたくさん使われていますね」と。

　ちゃんと患者に説明してくれる医師でなければダメなんだ、とやっとわかりましたね。それでその病院での手術を決めたんだけど、そこでも最後に少しホルモン薬を使いました。今度は「手術までの間、つらい症状を緩和させるために、対症療法として使いましょう」と、目的をきちんと説明されて使ったから、いやな印象は残らなかったんです。

**まつばら**　治療の内容が同じでも、納得してするかどうかで全然違うんですよね。

**Q13**

**医師が簡単にしか説明してくれないので、病気のことがよくわかりません。でも、たまに時間をかけてもらえるときがあっても、専門用語などが多くて結局よくわからなかったり、こちらも何を質問したらいいのかわからなくて、いつも不満が残ってしまいます。**

**A わたなべ**

**(1) 医師の説明を理解するために、予習復習を。**
**(2) 思いきって率直に「わからない」と言ってみよう。**

(1) 医師とのコミュニケーションに困っているという話はよく聞きます。外来での限られた時間での説明だけで十分理解し、時には重大な決断もしなければならないのですから、予習復習にあたるようなものが必要ですね。また、医療の情報は普遍的なものもありますが、日々書きかえられている分野もあるので、より新しい情報に目を通すことも欠かせません。以前の治療法のなかには、科学的根拠がなく、からだへの負担の大きいものもあるので、注意が必要です。

情報の集め方には次のようなものがあります。

**①本**（一般書、雑誌などのほか、専門書も含む）

②**インターネット**→154ページコラム参照
③**eメール、電話相談**→【Q2】参照
④**患者団体の会合、セミナー、冊子**、など

本を探す場合は大型店へ。在庫の数が多く、専門書を置いているところもあります。ほしい本がわかっている場合は、書店や直接出版社から取り寄せることもできます。小さな書店でも、書名と出版社名を言えば注文できます。発行されてしばらくたった本は、書店から姿を消していることもあるので、図書館で探すといいでしょう。また、大手書店の代引き宅配サービスやインターネット書店を利用する方法もあります。電話やeメールで注文するこれらの方法では、送料はたいてい自己負担ですが、大きな書店に出向く交通費や対面でお店の人に書名を伝えたり調べてもらうことを考えると、送料には代えられないと思います。7年ほど前、私にとっての子宮筋腫のバイブル的書籍『どうする子宮筋腫』を急いで手に入れたくて調べたとき、紀伊國屋書店（☎03・3354・0131）と八重洲ブックセンター（☎03・3273・8810）にはほぼ常時在庫が置いてあり、また宅配便で届けてもらえると知り、なんて便利な世の中になったのだろうと感激しました。

最近は、アマゾン（http://www. amazon.co.jp）やbk1《ビーケーワン》（http://www. bk1.co.jp）な

ど、インターネット書店も便利そうです。

本やインターネットで調べるだけでなく、患者団体などの会合やセミナーに参加したり、冊子を読んだりするなど、**自分で下調べする**方法はたくさんあります。

ある程度はそういう準備をしてから受診する、**質問したいことをメモして持っていく**、そういった工夫はしたほうがよいでしょう。また、**小さなテープレコーダーを持参**して、医師の承諾を得て録音し、あとから聞いて確認するのも、理解の助けになるかもしれませんね。何度もくり返し調べることにより、説明不足と感じていたことも、医師はちゃんとポイントを押さえて説明してくれていたのだ、と気づいたという人もいます。

(2) 子宮筋腫と診断されたある人は、何度受診しても医師の説明がよくわからず、どう質問していいかもわからなかったので、病院をかえてみようと思ったそうです。「それなら、検査データを借りて、それを持ってほかの病院へ行ったら?」と友人からアドバイスされて、担当医にいやな顔をされたり断られるのではないかと、おそるおそる「写真を貸していただきたいんですが……」と切り出してみたところ、医師はあっさりとOKしてくれたそうです。

その時、「ところで、どうして必要なの?」と聞かれ、彼女は「ほかに行ってみようかと思いまして……」と正直に言ったそうです。返ってきた答えは「ぼくの説明じゃわからなかった？」という問いかけ。それも、不快そうではなく、むしろ心配そうな顔で「どういうところがわからなかったかなあ」と聞いてくれたそうです。彼女は初めて素直に、「自分が今どういう状態なのかがよくわからない」と言ったところ、もう一度説明してくれ、「これを読んでみたらどうですか？」と、パンフレットをくれたそうです。

「あんなに親身になって話してくれる医師だとは知らなかった……。私も遠慮しすぎていたのかもしれませんね。どんな聞き方をしたらいいのかわからなかったんですが、感じたそのままを言ってもよかったんだな、と今は思います」というのが、彼女の感想です。

また、医師の側にとっても、「説明がうまくいかない」という経験はよくあるようです。「私はよく伝えたつもりだったのだけれど、後で聞いてみたら、受け取るほうは少ししかわかっていなかった、ということはよくあった」という、医師のつぶやきを聞いたことがあります。

コミュニケーションがうまくいかない、どうしたらいいのだろう、と悩んでいるのは、案外医療を受ける側だけではないのかもしれませんね。お互いのコミュニケーションギャップを埋めていくためには、相手が変わってくれるのを待つのではなく、自分から変わっていくほうが近道かもしれません。

Q 14

**医師にいろいろ確認したいことがあるのですが、ちょっと口にすると、「あなたに話してもどうせわかりっこない」と言って、答えてくれません。見ていると、もう次の人のカルテらしきものを手にしているので、何も言えなくなってしまいます。どうしたらいいんでしょう……。**

A わたなべ

**医師をみかぎることも、時には必要。**

からだは不調だし、不安もたくさんある。なのに、こんなふうに言われたら、ほんとうに心がちぢこまってしまいますよね。たとえ説明されてわからなかったとしても、患者には、自分のからだについて「十分に知る」＝「十分に説明を受ける」資格があります。それがわからない医療者は、医療者として失格といっていい。あなたは患者として尊重されるべき存在なのですから、「私が聞いたってわからないのだから」などと、悲観することはありません。それは逆で、あなたが一生懸命聞こうとしているのに、理解しにくい説明しかできない医療者こそ、もっと工夫や努力をすべきです。

ところで質問したら、「あなたはそんなことまで知らなくていい」と言った医師もいるそうです。自分の病気についてどこまでの知識を持ちたいかは個人の意思で、医師が決めるものではありません。納得できる治療法を選ぶためには、十分な情報が必要でしょう。「知らなくていい」などと言う医師は「患者は医師の言うとおりにしていればいい」と勘違いしている、古いタイプの医師なのかもしれませんね。

日本ではこれまで、患者に自分がもっとも望ましいと思った治療法をひとつだけ示すような医師が「優秀」とされ、医師が治療の主導権、決定権を持つことが習わしになっていました。でも最近では、医師、看護婦などの医療スタッフだけでなく、患者や場合によってはその家族も対等なメンバーとする「医療チーム」で治療にあたるという新しい考え方が、少しずつ浸透しつつあります。特に、がん患者本人はチームのなかの（大切にされる）「花形選手」だという考え方もあります。

また、医師に一方的にお任せするのではなく、十分な説明を基にしたインフォームドコンセント（説明と同意）が重視されるようになってきました。さらに、納得しきれないままの同意もありえるため、インフォームドチョイス（説明と選択）のほうがよいという人も増えてきました。ただし、これらは普及の途中なので、医療の現場での対応はかなり混乱しています。同じ病院のなかでも、ある医師は従来どおりに治療の主導権を握り、別の医師は患者を対等に見て治療についての希望を聞くというふうに。説明の仕方も、医師によってさまざまです。

質問の仕方を工夫したりして、自分のほしい情報が得られるようになるなら話は別ですが、もし「打つ手がない」とあなたが感じるなら、相手が変わることを期待するより、質問をいやがるタイプの医師だったら、転医したほうがよいかもしれません。

納得がいかずに治療を受け続けるデメリットをあなたが実感するなら、医師をかえることで得られるかもしれないメリットとデメリットを、想像上ではかりにかけてみることです。

その際、もしかしたら、転医してみたら新しい医師より元の医師のほうがよかったと気づいて、もどりたいと思うこともあるかもしれません。まして、それが手術を担当した医師であれば、病巣をじかに目にし、カルテにも表しきれない情報まで詳しく持っているのです。記憶に残っていればの話ですが……。そのため、できるだけけんか別れをしないようにしたほうがいいかもしれません。

また、「市内には大きな病院が2つしかなく、選びたくても選べない」という嘆きの相談を地方の方から受けたこともあります。根気よく「自分のからだのことなのだから自分できちんと知りたい」と伝えるか、さもなければ「通いやすい」「近くて便利」などのメリットだけにとらわれずに、他市、他県の評判のよい病院を訪ねてみるのも選択肢ではないでしょうか。

なお、患者団体によっては、最近そうした「感想」や「体験」の伝えあいに力を入れてきています。あなた自身が団体に参加することによって、情報の提供者になることもできますし、もちろん病院探しの参考資料を得ることもできるでしょう。病院探しの一つの方法として、覚えておかれるといいと思います。

## 看護婦さんは情報源

### ——土橋律子さんに聞く——（聞き手／まつばら）

**——医師とのコミュニケーションが思うようにとれなくて、悩んでいる患者がたくさんいるんですが。**

　看護婦をもっとうまく活用してほしいな、と思います。医師にだけ求めるのではなくて。情報源や相談相手、医師との橋渡しとしても、看護婦は貴重な存在なんですよ。診察で知らない言葉が出てきたら、もちろん医師に直接質問することも大切だけど、それが難しいときは、看護婦にきいて、かみ砕いてわかりやすく説明してもらうこともできます。

**——なるほど、通訳ですね。ただ、そうしたくても患者の側からすると、医療スタッフのスケジュールが見えない。例えば、何か問い合わせたいことがあって、外来に電話するとき、何時ごろが比較的ご迷惑にならないんですか?**

　スケジュールは病院によっても違うけど、外来が午前8時半に始まるとしたら、その10分前に引き継ぎが終わってスタンバイします。早い時間帯のほうがエネルギーがあって元気だし、8時半から9時のスタートの時間帯がベストかもね。

　何かちょっと時間がかかりそうな用件だったら、「今、ちょっといいですか?」と確認して、忙しそうだったら、「何時ごろだったら、いいですか?」って聞いてみるといい。

**——そうですね。話が変わりますが、病院選びに迷っている人たちから相談を受けたときは、看護婦さんの対応の良し悪しが、ある程度その病院の質のめやすになると言っています。**

　それは、大いにありますね。看護スタッフの対応が悪くて、医師の質が高い病院というのは、まずないでしょう。それに、看護の質は、医療サービスのなかで大きな位置を占めますし。

**——それと、その病院でどの医師に受診したらいいのか決めかねるとき、電話や外来の窓口で、看護婦さんに聞いてみるのも一つの方法かなと。「問診のていねいな医師はどなたですか?」「腫瘍が専門の医師がいたら教えてください」とか。教えてくれない看護婦さんもいるかもしれないけど、いろいろ情報提供に熱心な看護婦さんもなかにはいる。**

　そもそも、看護婦によって情報量はずいぶん違うんですよ。看護婦としてのキャリア、それに同じ病院内のいろんな科を回ることになるから、その外来に何年勤務しているかで全然違う。それに産婦人科だと、助産婦と看護婦が勤務していて、はた目には見分けがつかないかもしれないけど、職種の違いによっても持っている情報が違います。

**——なるほど。私は術後、便秘がひどかったんです。薬を処方してもらって毎日お通じをつけるようにしていたけど、便秘の薬はいろいろ種類があって、自分に最適な種類と量がなかなかつかめなかった。食事内容によっても効き具合は違うし、日によっては効きすぎて便失禁したり、激しい腸の蠕動《ぜんどう》運動で睡眠を妨げられたり。外出も控えたり運動もままならなかったり、生活の質を著しく低下させていたんです。**

**　ある日、便秘が高じて吐いたので腸閉塞を心配して受診したら、医師の診察が終わった後、看護婦さんが追いかけてきて、懇切ていねいに薬の使い方を教えてくれたんです。医師の説明だけでは欠落していた、生活に密着した親身のアドバイスで、あの時以来、コロンブスの卵みたいに薬の使い方が一変して、ものすごく助かりました。もっと早く知っていたら、あんなに苦しまなくてすんだのにとも思ったけど。**

　もともと看護婦を志すような人は、人を助けたい、力になりたいと思ってなる人が多いんです。看護婦のそういうサポートしたいという気持ちを患者さんが引き出したらいいですね。

何か困難に直面していたら、とにかく具体的に「○○がわからないんです」「困ってるんです」「力を貸してください」「一緒に考えてもらえませんか」と話しかけてみてください。患者さんに頼りにされたと思うと、専門職の誇りもあるし、何かお役に立てますかという気分になりますから。即答できない質問には、ナースには真面目な人が多いので、次の受診までに調べておいてくれると思う。

それと、患者さんに「看護婦さん、看護婦さん」と呼びかけられるより、名前を覚えてもらって「○○さん」と個人名で呼んでもらったほうが、うれしいし、この患者さんの力になってあげなくちゃって、よりやる気になりますよ。

**――でも、医師も忙しそうだけど、看護婦さんものすごく忙しそうですね。人手が足りなくて、時々内診に立ち会う看護婦さんがいないときもあります。**

以前の患者4人に1人の配置から、やっと2・5人に1人になったけど、まだまだ人手不足。病院によっては外来は他科と兼任していたり、カルテ整理から新患をどの医師に振り分けるか、電話応対、医師の秘書役、検体を検査室に届けたりと、〝何でも屋〟状態です。

それに「患者さんのため」でなく、医師によって違う「やりたい治療法」をどううまくさばいていけるかが優先になってしまったりする。仕事ができて当たり前で、態度が悪いと苦情は来るけど、大変な割に評価されることは少ないです。

**――患者側も、そういう看護婦さんの大変さを少しでも理解して、思いをはせるのとそうでないのとでは、違いますね。ところで、外来と病**

**棟では、看護婦さんが違うんですか？**

そう、以前は分かれていました。外来勤務のナースは、年配の人や子育て中の非常勤、病気明けの人とかが多くて、私も子宮体がんの治療後に外来勤務になったら、上司に「半人前」とはっきり言われたこともあります。夜勤ができる病棟勤務が一人前という価値観があって、外来は前線を一歩退いた感じでした。でも今は、だんだん外来看護の重要性が理解されるようになってきています。外来と病棟を分けずに、ローテーションを組むようにもなってきています。

**――土橋さんは、看護大学の教員でもあるけど、「いい看護婦」の条件って何だと思いますか？**

医師は、病気に関することの専門家。看護職は、もちろん病気の知識も持ちますが、病気を持った人が生きていくことをサポートする専門家。医学と看護学は違うんです。

私が考える「いい看護婦」は、誰に対しても言動が安定していること。目配りが利くこと。患者さんへの声かけが多いこと。受け答えがしっかりしていること。付け届けを受け取らないことも大切。どこの病棟にも貼り紙がしてあると思うけど、なかには形骸化しているところも。一切、受け取らないことに撤したほうがいいですね。患者さんが感謝の気持ちを表すのは、手紙や言葉で十分です。

土橋律子…看護婦。生命をささえる研究所所長

## Q15

**初めて婦人科外来に行ったとき、内診のためのコーナーにカーテンやパーティション程度の仕切りしかなく、隣の内診台で話している医師と患者の声がつつぬけだったことに大きなショックを受けました。病院でのプライバシーが守られていないことに、納得がいかないんですが……。**

## A わたなべ

**工夫している病院を選ぶか、病院に要望を出しましょう。**

各診療科の待合室の奥にもう一つの待合室（中待合室）が設けられ、診察の順番が近づいた人がそこに呼ばれるのは、よく見られる光景ですが、役職者の医師の決定で、全員が外の待合室で待つやり方に変更した病院があるそうです。一人ひとりが診察室へ向かう時間はその分かかることになりますが、診察の会話がつつぬけになるマイナスはかなり防げるようになるはずです。

また、予約制を取り入れている病院に通っている人は、**最後の時間帯に予約**を入れてもらったり、少しは落ちついて話せるように、比較的**すいている時間帯**を問い合わせたりして、工夫している人もいます。また、なかには、**完全個室での診察**をしている病院もありますので、そ

郵便はがき

料金受取人払

京橋局承認

2299

差出有効期間
平成16年8月
31日まで

104-8790

705

東京都中央区築地7-4-4-201

築地書館 読書カード係 行

| お名前 | 年齢 | 性別 | 男・女 |
|---|---|---|---|
| ご住所 〒<br>tel<br>e-mail | | | |
| ご職業（お勤め先） | | | |

**購入申込書** このはがきは、当社書籍の注文書としてもお使いになれます。

| ご注文される書名 | 冊数 |
|---|---|
| | |
| | |

ご指定書店名　ご自宅への直送（発送料400円）をご希望の方は記入しないでください。

tel

# 読者カード

ご愛読ありがとうございます。出版という仕事は、わたくしたちの生活に光と暖かさをいだかせる灯火にも似たものでありたいと思います。当社の出版も、そうありますように、みなさまがたのご指導とご支援をたまわりたくこのカードへのご協力をお願いするしだいです。

---

ご購入書籍名

---

本書を何でお知りになりましたか？（複数回答可）

□書店　□新聞・雑誌（　　　　　　　　）　□人に勧められて

□テレビ・ラジオ（　　　　　　）　□ホームページ（　　　　　　）

□（　　　　　　）の書評を読んで　□その他（　　　　　　　　）

---

ご購入の動機（複数回答可）

□テーマに関心があった　□内容、構成が良さそうだった

□著者　□表紙が気に入った　□その他（　　　　　　　　　）

---

本書に対するご評価をお願いします。

| | | | |
|---|---|---|---|
| 内容 | 満足← | ふつう | →不満 |
| 価格 | 安い← | ふつう | →高い |
| 表紙のデザイン | 好き← | ふつう | →嫌い |
| 本文のレイアウト | 見やすい← | ふつう | →見にくい |

---

今、いちばん関心のあることは？

---

最近、ご購入された書籍をお聞かせ下さい。

---

本書のご感想、読みたいテーマ、今後の出版物へのご希望など

□総合図書目録（無料）の送付を希望する方はチェックして下さい。

ういうところを見つけ出して、通っている人もいます。新しい病院や改装したところでは実現している場合もあると聞きますので、電話帳などで端から電話をかけて問い合わせてみる方法もあるかもしれません。

こういうふうに、少しは工夫の余地もあると思いますが、どこの誰もがプライバシーについて満足できるような目覚ましい改善は、すぐには望めそうにありません。

なぜなら、日本の病院ではプライバシーへの配慮は、あまり重視されていないのです。

これは婦人科での経験ではないのですが、私の体験では、つい最近横浜市内でもっとも近代的といわれるビル内のクリニックにかかったところ、狭い一つの診察室のなかで3人もの人が順番を待つようになっていて（！）、つまり、目の前で前の3人の診察を聞き、自分の診察は後の3人に聞かれるという具合になっていて、びっくり仰天しました。しかし、しかし……。医師に自分の意見を言うことを信条としている私も、初めて診察を受けた医師に、その場で「どうしてこういう診察スタイルをとっていらっしゃるのですか？」と質問したり、「いたたまれなかった」という気持ちを伝えたりすることはできず、受付の人にすら面と向かって言うことはできませんでした。顔の見えない電話でなら話しやすいと思い、かけてみたところ、複数いる医師のなかには、そういうやり方をしていない医師もいるということでした。とにかく、いやな体験だったことだけは伝えたいと思い、これからはやめてほしいとその医師に伝えてください、と付け加えました。

そこまでひどくなくても、ほかの患者の診察中の声が聞こえてしまうのは、日本中どこの病院、どこの科でも似たり寄ったりでしょう。なかでも婦人科診療はもっとも羞恥心につながる科なのに、多くの病院は、私たちが安心してかかれる設計にはなっていないのが現実です。

もし病院サイドが、本格的に改善するとすれば、診察室、待合室とも大がかりな工事が必要となるため、それがネックとなって、改善が進まない面もあります。また、医療機関の建築や改築に携わる人たちに、まだプライバシーへの配慮の重要性が十分に浸透していないという話も聞きます。

ただ、私たちも受け身にばかり考えるのではなく、医師や病院に「隣に話がつつぬけになっているのでは、と気になるのですが……」と自分の気持ちを伝えてみませんか？　改善のきっかけを促すことになるかもしれません。医療スタッフは日常業務に追われていますし、慣例となっていることの問題点は、どこの職場でも気づきにくい、ということもあります。最近は病院も、患者の満足度を意識するようになってきました。多くの要望が集まれば、病院側も変わっていかざるをえないのではないかと思います。

## Q16

**大学病院で内診のとき、何人もの研修生に無断で見学され、ショックを受けました。断ることはできないのでしょうか？**

## A わたなべ

**大学病院は教育施設なので、見学実習はつきもの。あらかじめ「お断りします」と言っておけば安心です。**

大学病院では、教育の一部として、見学実習はたくさん行われているようです。でも、患者に無断で行うのは、プライバシーの侵害です。患者の同意を得て行うルールを設けている、という話も最近は聞きますが、「無断で見られた」という訴えの多さから推察すると、大学によってかなりの違いがあるようです。

それから、内診室には日本特有の慣習であるカーテンが下がっているために、研修生が来ていても、本人は気づくことすらできず、知らないうちに見学されている、ということもあるようです。

無断で人のプライバシーを覗くことに、多くの病院関係者が疑問を持っていないように、見受けられます。その性器の持ち主に人格があるということが忘れ去られているかのようです。見学されるのがいやなら、あらかじめ医師にその旨を伝えておきましょう。また、内診台のカーテンを開けておけば、周囲の様子がわかるでしょうから、そのほうが安心して受診できるかもしれませんね。

見学についてインフォームドコンセントをとることをルールにしたら、引き受ける患者がいなくて、大学側が困るのではないかという意見を聞いたことがありますが、私はその心配は要らないだろうと思います。医学教育の大切さを理解し、協力する患者はきっといるにちがいありません。私たちが納得いかないのは、無断で見学されることなのですから。

対談でもふれていますが、私自身、大学病院で同意なしで見学された経験を持っています。大変不本意でしたが、それについて一言も抗議できずに帰ってきてしまいました。16年も前の経験で、当時すでに30代になっていましたが、その屈辱感は、何歳だったからといって、何年経ったからといってなくなるものではありません。むしろ最近でも、同じようなことが行われていると聞くと、悲しくてなりません。女性のからだがそうやって無断で一方的に「見られる」対象になっていることに、どうしても納得がいかないのです。

私もそうであったように、その場でどんなに悔しくても、患者の立場で抗議するのはなかなか難しいことです。いやだったのに「やめてください」と言えなかった人は、女性のからだや人権をテーマに活動しているグループに意見を出してみてはどうでしょう？　個人の意見をストレートに病院に取り入れてもらうことは難しくても、そういう声がたくさん集まれば、世の中を変えていく原動力になるのではないかと思います。

## Q 17

**内診中にフラッシュがたかれたような光と音がしました。医師が私に無断で、外性器の写真を撮ったのでしょうか？　何のためなんでしょう？　使ったりしないようにしてもらうにはどうしたらよいのですか？**

## A わたなべ

**医師に直接たずねてもいいですし、それを避けたかったら、看護婦、婦人科部長、事務部門の責任者、院長、メディカルソーシャルワーカー（最近はコーディネーターという専門職を設けている病院も）など、自分がもっとも相談しやすい相手に聞きましょう。**

医療行為のなかで写真を撮ることは、「記録」の目的で行われることがあります。しかし、あなたの診察中に誰かが何かを無断でしたということだけでも、あなたの尊厳を傷つける行為だと思います。

事実を確認する場合、正攻法で医師に直接問い合わせるか、看護婦や婦人科部長（または院長など）といった別の医療スタッフに聞くのかなどは、ケースバイケースと考えたほうがいいでしょう。

確認するときのポイントは、**撮ったかどうか、何のために撮ったのか、何かに使おうと考えているのか**、などです。また、使われたくない場合は、はっきり伝えましょう。

医師のなかには、患者のからだを記録することに、承諾の必要があると考えていない人がいる可能性もあるので、トラブルになりそうであれば、慎重に考えたほうがいいかもしれません。

例えば、「病院に対する質問を何でも受け付けます」という趣旨の「めやす箱」のようなものを設けている病院もあります。信頼できるかどうかはさまざまでしょうが、投書の内容と改善等の返事を、掲示板などで発表している病院があります。匿名で問い合わせることのできる場合もありますので、調べてみてはどうでしょう?

また、数は少ないのですが、患者からの相談を受け付ける専門職として、メディカルソーシャルワーカー（ＭＳＷ）を配置している病院もあります。その人に相談してみるのもよいかもしれません。

使わないでほしい、と病院側に申し入れることはもちろんできることですし、もしも使用目的などを聞いて、あなたが使用を許可していいと思える内容であるなら、それをあえて拒否しなければならない、ということもありません。大切なことは、あなたのからだの記録に関する決定権はあなたにある、ということを知っておくことです。

## 傷つき体験調査

### ―深沢純子さんに聞く―（聞き手／まつばら）

**――2000年夏から、「医療の場での女性の傷つきの経験」インタビューをされて、報告書をまとめられましたね。この調査を実施した動機は？**

医療というのは、治療するという理由で特別な枠で扱われているけれど、それをとりはずして見てみると、もともと、「人を傷つける行為」「暴力的な行為」だという問題意識がありました。そこに女性差別がからんで、何が起きているのか。これまでも、女性たちが何人か集まると、時々「医療ってひどいよね。こんなことがあった」と話題になるので、うすうすかなりの問題が横たわっているのではないかと思っていたのですが、結果は予想以上でした。

**――こういう調査はこれまでなかったんですか？**

私は見たことがなかったのですが、あるとしても数少ないのではないでしょうか。従来の調査や研究は、男性中心に行われてきたから、医療の現場での女性差別や女性の傷つき体験を明らかにしようという問題意識は、今までなかったものでした。

**――何人の方にインタビューしたんですか？**

一人ひとりのお話をじっくりお聞きする方法をとり、21人の女性にです。医療体験のなかで、ずっとひっかかっていたことや、深く記憶に埋めこまれて忘れられないでいた体験を、自ら語りたいという人たちです。

特に気をつけたのは、このインタビューを通じて、ふたをしていたいやな体験の記憶がよみがえって、さらに傷つくことがないよう、本人が語りたいことだけを語ってもらうように条件を整えたことです。

**――どんなことがわかったんですか?**

中学生の時に何の説明もなく内診されたり、下半身を露出した姿を無断で見学されたり、説明なしに急に激痛を与えられたり。情報を与えず不安にさせられたり……。女性に不快感や屈辱感、痛みを与え傷つけることが、しばしば故意に行われているという事実。これは、特異な偶然の個人的な問題ではないと思います。いったい何によってもたらされているのか。

今回、並行していろいろ調べていて「医籍」という制度を知ったんです。医師は国家資格を取得後、「医籍」に登録しないと医師として働けない。国家のコントロールのもとに女性患者のセックスや妊娠、出産、子育てが置かれていると考えられます。そのなかで、女性の生き方や人格が強制的に方向づけられています。上から「子どもを産む女」「産む可能性がある女」「産まない女」と階層化されて、類型的な扱いを受けているのもたいへん気になります。

**――インタビューに応じた女性たちの感想は?**

これまで、親や周囲の人たちに訴えても「そんなことに、いつまでもこだわっていないで、早く忘れなさい」などと、誰もとりあってくれなかったことを、初めてちゃんと聞いてもらえた。「語ってみて、吐き出してしまいたいことだったと自覚した」とか、個々人で抱えていたことが、社会化されたことに意義を感じてくれた人が多かったです。

インタビュアーとしては、こういうつらい体験を抱えながら、みなさんしっかり生きていらっしゃることに勇気づけられました。

深沢純子…カウンセラー。「医療の場での女性の傷つきの経験」調査・研究グループ事務局

報告集「医療の場での女性の傷つきの経験」(希望者は☎&FAX03・5444・3566へ)

# セカンドオピニオンについて

**わたなべ**　婦人科がんの場合、セカンドオピニオンをとる人は少ないって、ほんとう？

**まつばら**　そう。前出のアンケート（96ページ参照）の結果では、セカンドオピニオンをとった人が、13パーセント。この数字は「あいあい」で積極的にセカンドオピニオン医やその探し方を紹介しているので、一般の婦人科がん患者よりもかなり高率でしょう。

多くの人が、時間がないと思いこんでいるせいかもしれません。状況によっては急いだほうがいい場合もありますが、あせって、たまたま最初にかかった医師が提示した、唯一の治療法を言いなりに受けて、後で「自分の進行期だったら、子宮（や卵巣、リンパ節）を取らなくてよかった」とか、ひどい後遺症が出て「こんなはずじゃなかった」と後悔する人があとを断ちません。納得のいく治療を受けるには、最初にかかった医師から紹介状と検査データ、できたらカルテのコピー、病理のプレパラート標本なども資料として貸してもらい、それを持って、ほかの医師の意見も聞きに行ったほうがいいと思います。

**わたなべ**　それがいいですね。私は受診中ではなく後でですが、1993年に横浜市の情報開示制度を使って自分のカルテのコピーを手に入れたことがあるんです。市立病院だからそれができたんです。実物を手にして思ったのは、これは私の記録だ、ということ。当たり前ではあるけれど、私の検査結果であったり、私が受けた手術なのだから、個人情報そのものなんです。今は以前より「カルテのコピーをください」と言いやすくなったと思いますが、本来、本人が希望するなら、誰でももらえるのが当然だと思うんですよ。

**まつばら** 時間を節約するために、病院に電話をかけて、何日にうかがうので、それまでにカルテのコピーを用意しておいていただきたい、というふうにするといいと思う。

**わたなべ** 私もビジネスライクっぽくやるのがいいと思います。でも病院ごとに差があって、カルテ開示にどういう答えが返ってくるかわからない現状です。だから、応じてくれないことにイライラしたり、交渉し直したり、というのは時間のむだのような気がします。

**まつばら** うまくいきそうになかったら、まずセカンドオピニオンの医師を受診して、相談のうえ、その医師（後医）から前にかかった医師（前医）に資料を請求してもらうことができます。資料は必ず持参しなければならないわけではないんです。

それと、医療機関には診療記録を5年間保存しておくことが義務づけられているために、紛失を心配して検査データなどの貸し出しをためらう病院もあるから、そういう場合も、後医から前医への貸し出しをしてもらうほうがことはスムーズに運びます。

**わたなべ**　カルテ開示の制度がまだ確立してないから、必要に応じてケースバイケースで。

**まつばら**　理想的には、最初に言ったような資料をもらえるといいですけどね。紹介状は要約されているから、セカンドオピニオンの医師は、紹介状で重要な部分は理解し、カルテがあれば、補足的に知りたいところをより深く選択的に情報を得られる。

**わたなべ**　カルテのコピーは、患者が買い取るみたいなかたちをとってない？

**まつばら**　私は無料でコピーしてもらいました。まだ請求する人が少なかったせいかも。

**わたなべ**　医療機関によって対応がまちまちなんだと思います。いちばん患者にサービスしているところを基準に制度ができてくれるといいんですけど……。とにかく公平性のために、なるべく早く公的制度ができるといいと思います。

**まつばら**　私が提供してもらった資料には看護記録も入っていて、これを出していただけたこともよかったと思います。

**わたなべ**　同感。私に開示されたものには看護婦の書いた記録は一部しか入ってなかったんだけど、看護婦さんの記載のほうが患者にはわかりやすい。なぜかと言うと、看護は24時間体制だから看護婦はシフトで勤務していて、患者に関する申し送りを書いているんですね。だから、わかりやすく書けているんです。医師のほうは、字はぐちゃぐちゃ、何が書いてあるかわかりにくいことも多いけど（笑）。

**まつばら**　私も看護記録はすごく面白かったんですが、同時にあれ?とびっくりしたことも。というのは、私は「申し送り」というやり方を知らなかった。看護婦さんはしょっちゅう入れ替わるから、どの人にも一から全部自分の状況を説明してたんですよ。そしたら「神経質な患者」と書いてあった（笑）。もう一つ驚いたのは、私はこれ以上豊かな入院生活はないと友人から言われたくらい、精神的には満ち足りた日々を送ったんですよ。本をたくさん持ちこんで自分の空間は全部自分の好みでコーディネートして。だけど、その充足した様子は、看護記録からは少しも感じられなかった……。実際には看護婦さんたちと、人間的なかかわりや語り合いもいろいろあったのですが。

**わたなべ**　きっと見るポイントが違うのよね。でも、私が思うには、それも記録を手に入れたからこそわかったことですね。これから患者と医療スタッフがお互いの理解を重ねていくためにも、こうやって一歩前に踏み出すことって、大切なんだと思うわ。

**まつばら**　医療に主体的になるって、行動してみることでわかることは多いです。それと、医師に期待しすぎないということもすごく大切だと思う。過剰な期待をして、受け身でいるのは考えものです。西洋医学で100パーセント治してもらえるものではないと思う。

**わたなべ**　西洋医学にできる範囲は狭いというのは、知られるようになってきましたよね。

**まつばら**　それを埋め合わせるものとして、代替療法、食事療法やヨーガ、気功といったセルフケアや東洋医学がある。特にがんの術後にはより重要になってきます。

**わたなべ**　心の支えも必要。カウンセリングを利用したり患者が集まっている団体の扉をたたくことも、患者を支えるものの一つですよね。

**まつばら**　カウンセラーや精神科医は、選び方が難しいです。がんだとサイコオンコロジーという精神腫瘍学の専門家も最近いらっしゃるから、そういう人にかかるというのも一つの手だと思うけど、いろいろな人がいるし、相性もあるから自分に合う人を選ばないと、なかなか望むような相談ができていない現実もある。

**わたなべ**　代替療法は宗教まがいのものとの見分けも重要ね。高額なものや宣伝が派手なものについても、まずは疑ってみないと。後遺症に苦しんでいる人さえいます。患者団体も、自分に合う場所かどうか、それも医師選びと同様、チェックしなければ。結局、かなり幅広い情報、複数の話を集めてから決めていくことが大事じゃないかな。

## Q18

**治療を一カ所の病院で受け続けていて、症状が改善されないとき、どうしたらよいのでしょう？　同じ病院にかかり続けていてよいのでしょうか？**

## A　わたなべ

**検査が足りないと思ったら、「してください」と申し出ましょう。時には、思いきって病院をかわることも考えましょう。**

症状の変化を何らかのサインと受けとめることは大切です。なかには重大な場合もあります。だからといって、ただ不安を募らせるのではなく、どういう可能性がありそうか、その場合の必須の検査を受けているかどうか、調べてみたほうがいいですね。例えば、悪性疾患が疑われるのに、まったく細胞診をしていなかったとか、子宮頸がん検査しかしていなくて子宮体がん検査はしていなかったという例もあります。良性疾患の場合、内診だけで診断されていて、超音波エコーや血液検査を受けていなかった、という人もいます。私たちは利用者で、医療を受ける本人なのですから、遠慮することはありません。

そのためにはまず、今までに受けた検査や治療を整理し、そのうえで、自分の病気の可能性、まだ受けていなくて必要だと思われる検査を調べておきましょう。
「特に問題なし」と診断され、医師から「もし自覚症状が続くようなら、再受診してください」という言葉かけの一つもなく、安心してしまい、症状が続いていたのに重大とは思わずに放置し、後で悔しい思いをした人もいます。気になる症状があれば、あまり先送りにせずに、再診したほうがよいと思います。言うまでもなく、医師が再診時期をきちんと伝えた場合、その時期から大幅にずれないようにすることももちろん大切です。

それから、日本では一度医師国家試験に通ってしまえば、実刑となるような刑事犯罪でもおかさない限り、免許を剝奪されることはないため、勉強している医師と勉強していない医師の実力に、雲泥の差があります。しかしどの医師にかかれば確かだという確固たるめやすはなく、医療はそういう不確実なものなかから選ばざるをえないものなのです。だからこそ自分の五感、想像力、判断力を総動員しなければならないものだと思います。

最後は自分の勘に頼らざるをえない面もあります。この病院にかかり続けることにはどうも問題がありそうだ、と思ったら、思いきって転院するなど行動を起こすことは、とても大事です。一度、手術を決めたり入院したりしたら、病院を変更できないと思う人は少なくありませんが、決してそんなことはありません。逃げ出した人は少なくありません。極論を言えば、もしかしたら筋違いだったり、むだになる場合もあるかもしれませんが、それでも患者が主体的に行動するプラス面はとても大きいのです。自分自身の自信にもなりますし、「私はこうしたい」とはっきりさせることは、医師の側が襟を正すことを促していく側面もあります。

がんの場合、術後は、ちょっとした症状でも、これは再発ではないか、というおびえにつながることがあると聞きます。医師に訴えてもなかなかとりあってもらえないことが少なくありません。そんな時、あきらめてその病院にふみとどまるのではなく、別の病院に行ってみることによって、前の病院のよさがわかることもあります。逆に、別の病院で違う検査をしたら、もっと正確な診断が得られた、という人もいます。これらを考えると、医療側がもっと真摯に患者の訴えを聞くべきだと思いますが、患者も医師にまかせてしまうのではなく、自分から行動を起こしていくことによって、適切な医療を自分で見つけていく、という姿勢が大切ではないかと思います。

また、婦人科がん治療後の後遺症――排泄障害やリンパ浮腫、再発不安などによるうつや更年期障害、セックスレスなどに悩んでいる場合、それぞれを専門としている医師にかかったほうが、適切な対応を受けられる可能性は高いと思います。

## Q 19

**主治医となった医師の診断や治療法に納得がいかないので、困っています。本で別の治療法のことを知り、聞いてみたのですが、「あなたには無理」と言うばかり。適応できないなら、その理由を言ってほしいのですが、詳しい説明がありません。この先、どうしたらよいでしょうか？**

**まず最初に、あなたの納得のいかない部分がどういう点なのかを整理して、主治医に質問してみましょう。**

## A わたなべ

あなたにできることはたくさんありますから、安心してくださいね。

改めて確認したほうがいいのは、主治医がなぜその治療法を勧めるのか、です。日本では、治療法は医師が決めるものであるかのような習慣が続いていましたから、「**私にその治療法がよいとお考えになるのは、どうしてですか？**」と聞くのは、勇気が必要かもしれませんが、大切なことです。今はもうがんも含めてどんな病気でも、たいていの場合、複数の治療法がありますし、また診断する医師の方針によって、選び方も違うからです。また、医師の多くが、自分にできる治療法の説明にとどまり、ほかの医師・病院でどんな治療の可能性があるかは、積極的に伝えない傾向があります。

ですから、**あなたの関心のある治療法について、あなたには合わないということなら、その理由も改めて聞きましょう。**現代では、インフォームドコンセント（説明と同意）という言葉の普及からかえって、「医師は聞かなくても全部説明してくれるもの」と思っている人もいますが、それは誤解です。医師の説明で不十分と感じたら、自分から質問してそれに答えてもらう、そういう相互のコミュニケーションによって、初めてインフォームドコンセントは成立するのです。

それから、治療中や治療後に、あなたのからだにどんな変化が起きるかという予測も、必ず聞いておきましょう。**副作用**や**後遺症の予測**、またそのために**必要になるかもしれないケア**のことなどは、詳しく聞いておく必要があります。

初診の医師に確認するだけでなく、複数の情報にあたってみることも、もちろん大切です。書店に行ったり図書館に行ったりすることは誰でも思いつくし、やっていらっしゃることでしょうが、ある子宮筋腫の人は、大勢の友人知人にも相談したそうです。「こんな新聞記事を見かけたけど……」とか、「親戚が○○病院の婦人科にかかっていた」など、さまざまなアドバイスはもちろん、励ましの言葉なども得られたそうです。患者団体を紹介する雑誌記事を教えてくれた友人もいました。ご自分のプライバシーを口にするのは抵抗のある人もいるかもしれませんが、日ごろから情報収集の得意そうな友だちなどがいたら、そういう人に相談してみると、一人では得られない情報も手に入るかもしれません。別の視点からの意見を聞くことが役に立つことも、あるかもしれませんね。

その女性は結局、6カ所の病院のなかから、もっとも自分に合っていると実感できる医師を、主治医に選びました。また、やはり複数の病院にかかってから、最初の病院に断りに行った人もいます。「こちらでは無理とのご説明だった治療法を私にも適応してくれる病院が見つかりましたので、そちらに行きます。ついては、こちらで行った検査データをお借りしたい」と申し入れたそうです。実はおっかなびっくり、「ダメでもともと」と思ったそうですが、「いいですよ」とあっさり引き受けてくれ、何もいやな思いはしなかったそうです。病院をかえるのは医師に失礼、と自粛するのは案外患者側の思いこみだったりするのかもしれません。

一つの治療法を勧められても、すぐにそれに決めてしまうのではなく、たくさんの情報を得てから、決めたほうがよいのは、言うまでもありません。納得がいかないなら、疑問をなくしてから治療に臨んだほうがよいのはもちろん、特に疑問を感じなくても、十分に考える時間を持つほうが、きっとあなたにとってよりよい治療結果になるでしょう。

がんの場合も、急がなくてよいケースは少なくないそうです。とにかくあわてないほうがよいし、特に「すぐに手術」と言われても、うのみにしないほうがよいと思います。私の知り合いに乳がんで乳房切除と言われ、入院寸前だったのですが、別の病院で良性と診断され、手術を免れた人がいます。十数年たった今もまったく変わりなくお過ごしですが、もし転院していなければ、この十余年、からだの傷あとと再発へのおびえとともに暮らすことになられたのではないでしょうか？　この違いの大きさに愕然とするのは、私ばかりではないはずです。

A まつばら

### 子宮がんの場合

治療法や時期に迷ったときは、まず、医師の診断と提示された治療法を、よく理解しましょう。

残念ながら、すべての医師が患者の利益を最優先に治療法を決定するとは限りません。研究のためだったり、単に医師の興味のためだったり、研修医の研鑽や、病院の利益のための治療法が提示される場合もあります。治療の影響で、かえって命が短くなったり、残りの人生を苦しい後遺症とともに生きなければならない場合もあります。摘出してしまった臓器は、もとどおりにすることは不可能です。自分の人生設計や価値観などと照らし合わせて、治療法を吟味してみる必要があるでしょう。

具体的には、例えば医師に次のようなことを確認してみましょう。

- **がんという診断は確実なものですか？**
- **ほかに必要な検査は何ですか？（必要な検査はすべて終わっていますか？）**
- **どんな種類のがんですか？**
- **進行期の推定はどのぐらいですか？**（進行期が確定するのは、術後の病理診断結果が出た後です）
- **手術以外にどんな治療法がありますか？　そのメリットとデメリット（起こりうる後遺症、合併症など）は？**
- **手術方法には、どんなものがありますか？　そのそれぞれのメリットとデメリットは？**
- **私には、どの術式がもっとも適していると思いますか？**
- **その手術を勧める理由は何ですか？**
- **子宮（あるいは卵巣、リンパ節など）を温存することは、できますか？**
- **手術後の補助療法（化学療法、放射線療法など）は、必要ですか？**
- **治療しないで経過観察すると、どうなりますか？**

●この病院で、私の希望する治療法を受けることができますか？　など

**ほんとうにがんか**

これまで「あいあい」に連絡してきた人たちのなかに、がんと言われてあわてて医師の言うとおりに手術を受け、手術後の病理検査結果、がん細胞がどこからも出てこなかったという体験をしている人が、10人もいます。

2人は、それぞれがかかっていた病院の主治医から、「よかったですね。がん細胞がどこからも出てこなかったですよ」と言われたと、ぶ然と話してくれました。「何がよかったんだか……」と。1人は準広汎子宮全摘術、もう1人は広汎子宮全摘術というからだへの影響の大きい手術を受け、この受ける必要のなかった手術のせいで、排泄障害や卵巣欠落による更年期障害、リンパ浮腫など、たくさんの後遺症に苦しんでいます。子宮全摘術を受けた別の2人の人は、手術後1～2週間して、枕もとに来た医師から、「がん細胞が出なかったからね。がん保険は下りないからね」と伝えられたそうです。

なぜ、このようなことが起こるのかというと、

・細胞診（組織診）をくり返すうち、微少ながん細胞を全部、検査の段階で取りきっていた。

・術前検査のときの病理診断の間違い。単純な誤診の場合もあれば、「境界悪性（良性と悪性の中間的なもの）」など、診断の難しい場合もあります。
・病理標本の取り違えで、ほかの人の組織だった。
などが考えられます。

このような体験をした人たちの多くは、「もっと確認をすればよかった」「セカンドオピニオンをとればよかった」などと後悔しています。そのため、がんと診断された人は、「がんという診断は確実なものか」ということから、確認したほうがいいと思います。病理診断が難しいようなケースは、自分のかかっている病院で、主治医からだけではなく、病理医から直接、診断についての説明を聞くことを希望する人もいます。病理医に知り合いやツテがなくても、臨床医で、病理診断ができる人もいます。↓【Q24】参照

**医師や病院による診断や治療法のばらつき**

子宮がんを早期に発見できれば、子宮はたいがい温存できると思っている女性は多いのですが、現実は違います。医師や病院によって、治療法にもかなりのばらつきがあります。進行期も、医師によって判断が異なることがあります。進行期によって治療法が違うわけですから、

進行期の分類法も（日本のだけではなく、欧米の最新の標準治療のものも）知っておくと、心強いです。また、あなたがたまたまかかった医師が、縮小手術の傾向が強いか、拡大手術の傾向が強いかによって、同じ病期であっても、子宮（や卵巣、リンパ節）が残せたり、残せなかったりすることがあります。

そして、臓器をたくさん取れば、生存率が高まるというわけではありません。反面、拡大手術、過剰治療であればあるほど、そのからだへの影響は大きく、治療の後遺症や合併症が出てくる可能性は高くなるでしょう。出産を希望している人にとっては、子宮や卵巣を残せるかどうかは、自分の希望をかなえる可能性があるかどうかを分けることになります。

大切なことは、医師に進行期をできるだけ正確に把握してもらい、それに適応する過不足のない治療法、あるいは自分の納得できる治療法を選ぶことです。

日本産科婦人科学会の婦人科腫瘍委員会がまとめた報告※を見ても、子宮頸がん、子宮体がんの同じ進行期にもかかわらず、病院別の治療内容に大きな差があることに、患者として驚かされます。1997年と少しデータが古いのですが、例えば、子宮頸がんの0期（上皮内がん）の患者の47・6パーセントに子宮を摘出する術式「単純子宮全摘」以上の手術が行われ、子宮が温存できる円錐切除が行われたのは、それを下回る46・7パーセントです。それでも以前に比べると、縮小手術傾向になっているといいます。でも、ある病院ではほとんどの患者に子宮の温存ができる「円錐切除のみ」を行っているし、別の病院ではほぼ全員に「単純子宮全摘」をとっています。

このような違いが生まれる背景には、医師は自分が経験を積んだ治療法を勧める傾向があること。また、病院のなかには、その病院の婦人科の長（教授や部長）が絶対的な力を持ち、その人が好む治療法を、部下の医師たちもやむをえず患者に勧めるところもあります。逆に、あまり先駆的な治療法に熱心な医師の治療を受けるのも、危険性をともないます。科学的な評価が定かでない治療の実験台にされてしまう可能性もあるからです。患者が納得したうえで、それを選ぶのならいいのでしょうが。

以上のように、かかる医師や病院によって違いがあるので、後悔しないためには、医師が示した治療法が自分にとって最善か、ほかにもっと自分に適した方法がないのか、医師に説明を受けたり、自分で調べてみたり、セカンドオピニオンをとったりして、検討するのが望ましいでしょう。

※日本産科婦人科学会雑誌53巻3号　2001年3月発行

## 性暴力被害にあった女性のための医療

性暴力被害にあった女性たちのために、医療は何ができ、何をしなくてはならないのか？カナダのバンクーバーでは、1981年に被害者への医療サービスの提供を行う専門機関が発足しました。性被害専門看護婦の養成なども行っています。日本にも、その養成プログラムが女性の市民グループの手で導入されはじめています。以下、その活動の柱となる考え方をご紹介します。被害にあった人だけでなく、「誰にとってもよいケア」の原点が指し示されています。

なお、性暴力という大変な経験を「生き抜いた人」を、敬意をこめて、サヴァイヴァーと呼んでいます。

（まつばらけい）

### サヴァイヴァー（SURVIVOR）のための医療サービス機関を運営する7つの指針

性暴力（性侵害／性虐待）とは、「性的行為を望んでいないのに、望まない相手から、同意なく行なわれることである」という定義が基本です。

◆1――援助者の役割は、サヴァイヴァーが奪われてしまった自分の人生を自分で決める力・自分自身をコントロールする力をもう一度取り戻す援助をすること。

◆2――サヴァイヴァーが希望するのであれば、訴訟・告発などができる法医学的記録も取っておかなければならない。

◆3――処置や治療にあたって、サヴァイヴァーからきちんと同意を得ること。

◆4――どんな場合でも、サヴァイヴァーの言うことを信じる。サポート（その人を支えるような対応）をすること。

◆5――心的外傷によるストレス障害がどんな症状であろうとも、当然のこととして受け入れ、どんな種類のものも予測できなければならない。

◆6――犯罪を行なったのは加害者であって、被害者ではない。

◆7――サヴァイヴァーが医療現場の対応の中で、自分は安全だと感じられるようにしなければならない。

**ヴァンクーヴァーの性暴力（性侵害／性虐待）医療サービスの6つの原則**

◆1――被害者（VICTIM）あるいはサヴァイヴァーは、患者（PATIENT）である。患者の尊厳を傷つけないように、敬意を持って接しなければならない。

◆2――本人の希望が、まず第一に優先される。

医師や看護婦や警察がしたいことを優先してはならない。

◆3――インフォームド・コンセントを得なければならない。

検査や治療について同意を得る。一度の同意だけですべての検査や治療をするのではなく、何度も同意を得て進め、本人が「やめてほしい」と言ったらすぐにやめる。子どもの場合、親が「診てほしい」と言っても、嫌がる子どもを無理矢理に検査することは、絶対にしてはならない。

法的な証拠を採取しなければならない場合も、必ず本人の希望をきき、同意を得る。その場合にも2つの同意が必要である。

a　法医学的な証拠を採取する際に、同意を得なければならない。

b　その証拠を警察に渡すときにも、本人の同意を得なければならない。

◆4――本人のかかりつけの医師に連絡するかどうかは、本人が決めることである。自動的に連絡してはならない。救援センターのスタッフを勝手に呼ばないこと。本人が「私はサポートがほしいから呼んでください」と希望した場合に連絡する。

◆5――性暴力行為があったかなかったかを証明することは、医師の役目ではない。医師や看護婦はケアすることが役割であることを忘れてはならない。また、観察したことを正確に記録すること。記録は告発する場合に役に立つ。

◆6――ケアをするのに必要最低限のことだけを聞く。焦点を絞り、厳選して問診する。どういう経緯で事件が起こったか、暴力を受けたか、などを事細かく訊ねてはならない。

『伝えてくれてありがとう 3 むすぶ会 講座まとめ』
性暴力被害と医療を結ぶ会編・発行より一部改変

むすぶ会（性暴力被害と医療を結ぶ会）連絡先
佐々木静子事務所
千葉県市川市南八幡1―16―24 ジョジョ気付
☎ 047・377・0988
FAX 047・370・5051

## Q 20

**気になる症状があり受診したら、医師から「早く手術したほうがいい」と言われました。このまま、この病院で手術をしたほうがいいのでしょうか?「早く」という説明をどう受けとめていいのか、ほかの病院にかからなくていいかどうか、悩んでいます。**

## A わたなべ

**「早く手術を」と言われても、あせらないで、納得いくまで質問したり調べたりするほうがよいでしょう。**

手術と一言で言っても、その内容は千差万別です。良性疾患のうち、子宮筋腫、子宮内膜症に関して、どういうときに手術が必要かと言えば、①症状が激しくて、対症療法だけではおいつかず、健康を損なっているとき、②妊娠希望があるのに、その疾患が原因となって妊娠しないと推測されるとき、③悪性との判別がつきにくいときなどだと思います。

しかし、患部の状態に即して「こういうときは必ず手術」と決まっているわけではありません。基本的に命にかかわるような危険性がない分、メリットとデメリットの評価が、医師によっても、医療を受ける本人によっても、分かれるのだと思います。

例えば、①重症の貧血や②卵巣のチョコレート嚢胞《のうほう》で破裂が心配されるような癒着がひどい場合、③急に大きくなるなどして悪性との鑑別が疑われるような場合は、命への影響もあり得るので、やはり早めの手術を検討したほうがよいと思いますが、それでもなお「まだ十分に納得できない」ということから、①②それぞれのケースで、手術を延期し、その間にセカンドオピニオンを得るなどして、ほんとうに納得してから手術した人もいます。それを是とするかどうかは、医師によっても意見の分かれるところでしょうが、その人自ら「自分にとってどうか」ということをよく考えて、納得できてから決めるのが最善だと、私は思います。

ですから、「早く決めるように」と言われたら、例えば「**1カ月後くらいでは、だめですか?**」とか「**3カ月後ではどうですか?**」などと聞いてみるとよいのではないでしょうか?

それから、**手術が必要な理由は、必ず聞いたほうがよい**ですね。というのは、現代ではさまざまな治療法があるものですから、必ずしも最初から手術が必要とは限りませんし、その判断は医師の方針によっても違うことが多いからです。ですから、**その治療をした場合としなかった場合、それぞれのメリット・デメリット**、また、**ほかに可能な治療法があるかどうか**。あるならその治療法のメリット・デメリットそれぞれを、必ず聞いたほうがいいと思います。

それと、もう一つ聞いたほうがよいのは、**まったく何の治療もしなかった場合、どういう予**

**測が立つか**、ということです。そのメリット・デメリットも聞いて、治療した場合と比べてみることも、冷静になる時間を持つためには、大切なことだと思います。

診断方法、またその解釈や治療法も、多くの場合、日進月歩で変化しています。時間かせぎができそうならしてみるのも、一つの方法だと思います。これは、現れるかどうかわからない治療法を待ったほうがいいという意味ではなくて、例えば新しい治療法が急速に評価されるようになる、ということもあるかもしれません。また、古い治療法が再評価されるようになることだってあるかもしれない。治療の考え方も、それくらい変化を続けているのです。少しまとまった時間をとれば、かなりの情報収集ができるでしょう。たくさんの仕事をかかえてなかなか勉強できない医師と比べ、自分の病気のことだけわかればいい患者のほうが、幅広い情報を手に入れやすいということだってあるかもしれません。インターネットの普及なども手伝って、そういうことが可能な時代になってきたのですから、これを利用しない手はありません。

要は、「早く」という言葉にあせらずに、納得いくまで質問したり、調べたほうがよい、ということです。そういうプロセスのなかで必要を実感したら、転院することも臆せず考えてよいのではないでしょうか？　医師にとっては、あなたはたくさんいる患者の一人ですが、あなたにとっては、かけがえのないたった一つのからだのことなのですから、あなた自身の判断を自分で信じていいと思います。

**A まつばら**

**子宮がんの場合**

がんの場合には、医師から「早く手術したほうがいい」と言われる人は多いですね。がんの治癒率を上げるには、「早期発見・早期治療」が原則と言われています。がんは、日本人の死因の第一位を占め、日本人の3人に1人はがんで亡くなっているので、「がん＝死」というイメージを持つ人は、少なくありません。そのため、がんと告げられた本人自身、大きなショックを受けて、「一刻も早く手術して、悪いところを取ってしまいたい」と心臓がバクバクしてしまうことは少なくないでしょう。

でも、ちょっと待って！「急《せ》いてはことをし損じる」かもしれません。

大出血しそう、など非常に緊急性が高い状態の人は、子宮がんの患者のなかでもごくわずかです。子宮頸がんの73パーセント、子宮体がんの40パーセントは早期で見つかっています（1998年、日本対がん協会調べ。小数点以下四捨五入）。がんの進行のメカニズムが解明されつつあり、多くの場合、それほど急を要することはないことがわかってきています。

特に子宮頸がんの0期は、その多くが進行しなかったり、自然消失することが、専門家の間で知られています。自覚症状もなく健康体で、検診を受けてわかったような早期がんの場合、早くわかったことがメリットになるような、からだへの負担が少ない治療法を選ばないと、割に合いません。自然に消えたり、進まずに命に別状がないかもしれないがん（それをがんと呼ぶのかも議論の分かれるところですが）のために、出産の希望を断たれたり、大切な臓器を失ったり、残りの人生を後遺症で苦しむことになったら、それは検診による被害といってもいいものです。

また、手術の前に、病巣の性状やひろがりぐあい、遠隔転移はないかなどを診断するために、MRIやCTスキャン、膀胱鏡、胃カメラ、腸の内視鏡検査などの検査が行われます。これらの必要な検査を受けたうえで治療を行ったほうが、過不足のない治療を受けることができます。

それに具体的な手術の日時を決めるには、執刀医をはじめ、医療スタッフのスケジュールや手術室の空きなどを調整しなければなりません。ですから、告知後すぐ手術ということは少なく、早くとも数週間の時間があります。その間にしようと思えば、あなたが納得ずくで治療を受けるためにできることはたくさんあります。手術の直前まで、あきらめる必要はありません。

**(1) "診断ショック"の嵐が過ぎ去るのを待つ**

**(2) 自分の正確な検査データや、治療に関する情報を手に入れる**

(3) **頼りになるキーパーソンを見つけ、力を借りる**

(4) **時間を有効に使う**

(1)「がんの疑いがあります。再検査が必要です」と言われただけでも、人は最悪の事態を想像して、容易に不安にかられがちです。まして、「がんです」と診断された直後は、ほとんどの人が大きな精神的打撃を受けます。これは誰にでも起こりうることです。頭が真っ白になったり、ひどく感情的になって、ささいなことで涙がこぼれたり、見慣れた景色が違って見えたりします。このような状態の時は、「一刻も早く、自分の体のなかにある、憎っくきがんを切り取らなければ、死んでしまう」と思いがちです。

重大な決定は、ショック直後の時は下さないことが賢明です。がん告知後の衝撃的な段階はそれほど長くは続かず、個人差がありますが、短い人で一晩、2~3日ぐらいが多いそうです。※ほどなくして、多くの人は、現実的な検討ができる状態になれると言われています。

もし、まだ頭が混乱していて心の整理もつかないようなときに、手術を受ける病院や手術日など、重要なことを決めなければならなくなったら、仮の決定ぐらいの気持ちで、いつでも軌道修正が可能だと受けとめておくようにしましょう。一回決めてしまったのだから、もう変更がきかないと思いこんで、本心では「変えたい」「保留にしたい」と悶々と悩んでいるのに、あきらめてしまう人もいます。後に悔いを残しかねないので、医療スタッフに気持ちを伝えることは大切なことです。

(2) 診断や治療法については、【Q19】を参照してください。「早く」治療を受けたほうがいいのか、その時期に関してだけ、ここではふれます。

医師が「早くしたほうがいい」という、科学的な根拠を聞いてみましょう。未分化がんや明細胞がんなど、進行が早く予後があまりよくないと言われているがん細胞が見つかっているのかもしれません。医師が「がんは早期発見・早期治療が大切」という原則にのっとって口にした「早く」という一言を、患者の側が、診断のショック状態のなかで聞いて、重く受けとめすぎていることもあるかもしれません。なかには、その医師が望ましいと判断した治療法に誘導するための方便でしかないかもしれません。医師に次のようなことを確認してみましょう。

- **その科学的な根拠は?**
- **「早く」とはどの程度早く治療を始めればいいのですか?**
- **診断に必要な検査はすべて終わっているのですか?**

●このまま治療を始めないで、経過観察しているとどうなりますか？　など

(3)　がんと立ち向かうというのは、とても大きな仕事です。もし、自分だけでこなすのが難しいと思ったら、家族や親戚、友人、知人、サポートグループの関係者など、頼りになりそうな人たちに仕事を分担してもらいましょう。必要なときにSOSが出せるのも、能力のうちだという考え方もあります。あなたは、遠慮を感じてためらうかもしれませんが、まわりを見回せば、必ずあなたの力になろうとする人を見つけることはできます。

なかには、告知によるショックから立ち直るのに、時間がかかる人もいます。そういう場合は、心を許せる家族や友人、同じような体験をしたがんの先輩につらい気持ちを吐き出すと、あなたの気持ちは少しは楽になるかもしれません。精神科医や臨床心理士の力を借りることも選択の一つです。

(4)　セカンドオピニオンに時間をかけすぎて、いつまでも結論を先送りにしていると、あなたの予後を悪くすることになるかもしれません。

がんは発見されるとすべて何らかの治療の対象にされ、そのまま治療しないで自然経過をみ

ることは、本人が治療を拒否しない限りまずないことです。そのため、自然経過についてのデータは少なく、また、がんは個別性があるので、もし、あなたががんを治療しないまま放置していたらどうなるかは、正確に予測することは困難です。治療の時期をどうするか（もちろん治療するか否か、治療法の選択も）の決定には、人生観もかかわってきます。

私の場合は、がんと診断がついてから担当医と相談して、3週間後に手術の日を入れてもらい、検査を進める一方で情報を集めたりセカンドオピニオンをとったりしました。担当医に「手術はこの病院でいいんですか？」と聞かれたとき、「基本的にこちらでお願いするつもりですが、納得して治療を受けたいので、カルテのコピーをください」と告げています。腺がんであることを考慮して、治療を遅らせることによるリスクを避けるため手術の予定はいちおう確保しておいて、やれる範囲で検討しようと思ったからです。

私が最後にオピニオンをとったのはすでに入院してからで、外泊許可をとって意見を聞きたい医師を受診しています。手術の2日前のことでした。自分ではできるだけの精一杯のことをしたので、覚悟が決まり、手術を清々しい気持ちで受けることができました。

※『がんとこころ』保坂隆著、テンタクル

Q 21

最近は、治療法を決めるのに、複数の医師の意見を求めるのがふつう、と聞きました。セカンドオピニオンという専門用語もあるようですね。でも、お世話になっている医師がいるのに、ほかの病院にも行くなんて、失礼なことではないのでしょうか？　どんなとき必要なのでしょう？

A わたなべ

**納得して治療を受けるために、セカンドオピニオンを活用しましょう。**

セカンドオピニオンという英語は、直訳すれば「2つ目の意見」ですね。複数の医師の意見を聞くことは、最近では当たり前に行われるようになってきました。

なぜかというと、診断や治療法は、医師または医療機関によって異なることがあるためです。これはどの病気についてもいえる普遍的なことで、多くの人がセカンドオピニオンを求めるようになってきましたが、婦人科においては必ずしも普及しているとはいえません。一生つきあう大切なからだのことを決めるのですから、セカンドオピニオンはもっと取り入れたほうがよいと思います。

もちろん、2人目の意見が、あなたにとって納得がいくかどうかは、まったくわかりません。

最初の医師の意見とさして変わらなかったり、または違いすぎて混乱し、どの治療法を選んだらよいかわからなくなることもあるかもしれません。しかし、それでもセカンドオピニオンはとったほうがよいと思います。なぜなら、最初の意見にあなたが納得がいっていて、そのうえでなお2番目の意見と同じなら、あなたの納得はより強化されますよね。それから、意見の違いが大きかったら、医師によって意見が違うことを知る大きなチャンスになります。

場合によっては、3番目、4番目と、さらに多くの意見を聞いてみることもできます(これらを総称してセカンドオピニオンと呼ぶこともあります)。オピニオンをたくさん求めれば実りが多いかというと、必ずしもそういえないのがつらいところですが、あなたにはそういう選択肢もあります。

なかには、自分は最初にかかった医師におまかせしたい、セカンドオピニオンは面倒で私には必要ない、という人もいるでしょう。そういう方には特に必要ないかもしれません。

ですから、「どういう場合にセカンドオピニオンが必要か」を、一言では言い表せません。あなたが必要だと思ったとき、この治療法でほんとうによいのだろうかと不安になったり悩んだりしたとき、医師の説明に納得がいかないときなど、いろいろあるでしょう。

医療は患者自身が決めることです。しかし、残念ながら今の日本の現状では、患者と医師は対等にはなりにくいものです。納得しきれていないのに、最初に出会った医師の方針や説明に何となくうなずいてしまう、そういうことにならないように、セカンドオピニオンという方法があることを知っておきましょう。

**セカンドオピニオンのチェックリスト**

こんな場合はセカンドオピニオンを求めるとよい。

- 一次医療医から勧められた内容を確かめたい。
- 主治医が腫瘍科医ではない。
- 主治医があなたのかかったがんの治療に熟練していない。
- 最新の治療を受けられるという確証がほしい。
- 勧められた治療の副作用や長期的な影響が心配である。
- 研究段階の治療に関心がある。
- 主治医とのコミュニケーションに問題がある。
- 主治医がよく知らない治療法について読んだ。
- 主治医から、あなたの生活習慣や家族の希望、仕事上の約束ごとや願望について質問されなかった。
- 勧められた治療法はあなたらしい生活を送る上で妨げになるので、ほかの選択肢がないかどうか知りたい。
- 主治医の知識、経験、判断に確信がもてない。
- 主治医の勧める治療に苦痛を感じる。

『がん　自分で選び、決定するために』アメリカがん協会編　保健同人社より

## インターネットでの情報収集のコツ

子宮筋腫と内膜症に関する電話相談の相談員をしていたとき、「インターネットで子宮筋腫を検索したら何千件と出てきたので、かたっぱしから読んでいたら、三日三晩寝られなくなってしまった。怖くなってますます寝られない」とおっしゃる方の相談を受けたことがあります。

インターネットにふれたことのない人にもわかるように説明しますと、検索のできるページを開き、そのページの所定欄に、自分が知りたい分野の言葉をキーワードとして入力して、「検索」というボタンを押す（クリックする）と、たちどころにいろいろなホームページのアドレスと簡単な紹介文がリストアップされて出てくるのです。

例えば「子宮筋腫」で検索すると、そのなかには、筋腫を医学的に解説しているページもあれば、体験者が開いたページもある、何かの健康食品の広告ページの「これで筋腫がなくなった」（そんな事実が科学的に解明された例なんて一つもありませんが）なんて記事もあれば、どう読んでも何が書いてあるかよくわからないような、「ゴミ!」としか言いようのないページまであったりします。

こういう膨大な情報の山を前にしたとき、どう判断し行動するかは人それぞれだと思いますが、とにかく「これを全部読まなければ」といったような強迫観念にかられそうになったら、いったんその方法での情報収集をストップし、寝るなり、外に出るなりして、とにかく頭を切り替え、リフレッシュする必要がありますね。

冒頭の相談の人は、私がお聞きしたら、特に月経痛や貧血などの症状はないということでした。良性疾患では特に症状がなければ、半年に1度くらいの頻度での定期検診だけで十分なことが少なくありません。「あなたはどちらかといえば健康な方だと思うのですが、インターネットに夢中になって、そこまで不眠が続いてはかえって不健康だと思われませんか?」とお聞きしたら、ハッとしたように「そうですね」と、納得されたようでした。

私自身はインターネットを始めてすでに5年近くになります。それほどのヘビーユーザーではなく、自分に必要な範囲の知識しか持っていないので、あまり要領がよい使い手とは言えません。今でも、いろいろなページをのぞいたあげくに、「あー時間のムダだった」と思うことすらあります。信頼できそうな情報を探すのは、けっこう難しいと感じています。

そんな私ですが、少しでもましな使い方を提案するとしたら、1カ所、信頼性の高そうなページを見つけたら、どのページにもたいていある「リンク集」（関連のある他のページを紹介し、なおかつ、クリックするだけでそのページを瞬時に開くことができるしくみになっています）を利用すること、本や新聞、雑誌などの既存のメディアの情報と、常に読み比べたりして、インターネットで得た情報をうのみにしないこと、などがあげられます。

ところで、私の周囲には、初めてパソコンを始めたという人も大勢います。始めたばかりの人は、ちょっとしたことでつまずきやすく、忙しいとそれがストレスになってしまうようです。インターネットでたくさんの情報を得られるのは確かなことですが、ストレス漬けになってしまっては、元も子もありません。周囲に使いこなしの上手な人がいたら、どんどん教えてもらって、情報にふりまわされない、上手な使い手を目指していただきたいなあと思います。

（わたなべ）

## Q 22

**「今かかっている医師に見切りをつけたい、ほかの医師に変わりたい」というのと、セカンドオピニオンはどう違うんですか？　納得がいかなくて、あちこちの病院に行ったら、医師から「ドクターショッピングはやめなさい」と怒られてしまったんですが。**

## A わたなべ

**セカンドオピニオンというのは、複数の意見を得たのち、どの治療にするか決めることですから、やみくもに病院に行くのとは違います。**

セカンドオピニオン先をどこにするか、いつ受診するかということを決めるのと同じくらい、最初にかかった医師とできるだけのコミュニケーションをとっておくことが大切です。最初に聞いた説明で不明瞭だと思うことがあったら、医師にもう一度説明を依頼する必要があります。

でも、これは理想としてはこうしたほうがよいですね、という話です。実際に病院に行って病名がついて、いきなり患者となったとき、「最初の医師の説明を整理すると、ここここが不明点だから、まずその不明点を調べて、明日はセカンドオピニオンの候補となりそうな病院を選んで、あさってはその病院を2カ所程度にしぼりこんで、セカンドオピニオン、サードオピニオンをとりに行きましょう」などと段取りよく考えられる人は、まずいないだろうと思います。実際には、苦労しつつ自分がもっと納得できるよう探っていく人が大半でしょう。

あなたは自分が最善と思う治療法を選んでいいのですから、「これはちゃんとセカンドオピニオンになっているかしら、単なる、私のワガママではないかしら?」など、心配をする必要はないのです。いくつもの病院にかかることを、ドクターショッピングといって、問題視する傾向がありますが、それによって自分に合う病院や医師に出会える可能性もたくさんあるのですから、納得のいくまで病院探しをなされればよいと思います。

ただし、どこかにスーパーヒーローのような医師がいるのではないか、というような思いで医師探しをしても、そんなスーパーマンのような人はいるわけがありません。複数の意見を聞いて治療法を自分で決められるといいですね。

## Q 23

**セカンドオピニオンを求めるのがよいということは理解できますが、具体的にどんなふうに行ったらよいのでしょうか？　セカンドオピニオンがほしくて来ました、と言っていいのでしょうか？**

## A わたなべ

**セカンドオピニオン先はなるべくタイプの違う医師を選ぼう。最初の病院での情報（検査結果など）を持っていくと役に立つ。**

セカンドオピニオン先を決めるときは、情報収集が必要です。それには、「信頼している人に相談する」「体験者に聞く」といった方法があります。「信頼している他科の医師」もいいと思います。専門領域は違っても、ホームドクターとしておつきあいがある開業医などで、しばらく前まで大きな病院の医局にいたような人であれば、さまざまなネットワークを持っていることがあるので、紹介してもらえることがあります。

できれば1カ所ではなく、より多くの人にあたってみて、最低でも3〜5カ所くらい、ある程度の候補を集められるとよいと思います。また、医師の見当をつけた後も、すぐさまそこに行くのではなく、本やインターネット、患者団体などから得られた情報も、参考にするとよいでしょう。
セカンドオピニオン先に行くときは、最初の病院での情報を持っていくのも、役に立ちます。例えば**①紹介状を書いてもらう、②検査データのコピーをもらう、③カルテのコピーをもらう、**などです。

この時、明らかに別の病院へも行こうとしている患者に医師が優しくしてくれるかどうかですが、実のところケースバイケースです。あんがい気持ちよく送り出してくれる医師もいますが、感情はまた別問題、ということもあります。難色を示された場合、その医師の上司にあたる人に相談する方法もあると思いますが、そういう方法より、患者としての切実な気持ちを率直に話してみるほうが、コミュニケーションとしてはよいのではないでしょうか？

カルテやデータなどを求めていいことを知らない人もいますが、現在は、最大の医師団体の日本医師会も「診療情報は患者の求めに応じて渡します」と明言していますから、遠慮なく申し出たほうがよいと思います。

ただし、①～③の全部を頼むか、一部にするか、または持っていかないかなどは、その時の時間的制約、最初の医師との関係が良好かどうかなどによって、ケースバイケースです。記録したものがないと受診できないということはありませんし、セカンドオピニオンを引き受けてくれた医師のほうで、最初の医師に対して診断に必要な情報を依頼してくれる場合もあります。聞くところによると、病院内に患者専用の複写機器を設置してくれているところも増えているそうです。どの病院でもそういうサービスが当たり前になって、料金にも格差がなくなってほしいものですね。

セカンドオピニオンをとることを、最初の医師に話すかどうかですが、検査データの借用をあきらめるなら言わなくてもよいでしょうが、どうしても言わざるをえない状況なのに、医師がいい顔をしないだろうと心配なときは、自分の意思であることを伏せ、「親がどうしてもこの病院を受診するように勧めるので」などと言うのも一つの手です。

**セカンドオピニオン先を決めるときは、なるべくタイプの違う医師にかかることをお勧めします。**同じタイプの病院は、同じような組織形態になっていることも多く、同じような治療方針であることが少なくありません。例えば、公立病院、私立病院、公立の大学病院、私立の大学病院、手術・入院設備まである単科病院、入院設備などはない診療所（クリニック）といったふうに、病院の形態はいろいろですから、なるべく異なったタイプの病院を選ばれることをお勧めします。

また、同じ大学出身だったり、ましてや年齢的に近くて一緒に仕事をした先輩・後輩だったりすると、同調した意見になりやすいものです。ですから、できる限り出身大学なども調べ、違う大学出身の医師を選ばれたほうがいいと思います。

また、同じ病院のなかで、担当医とは別の医師にセカンドオピニオン医としてかかりたくなったら、そうすることもできます。同じ病院内なので、資料のコピーを請求する手間も省けます。病院側に直接、お願いすることも不可能ではありませんが、医師同士の人間関係もありますから、あつれきがうまれる可能性もなきにしもあらず。そこで、正攻法ではなく、通院中であれば何かの用事を理由に、ご自分の通院日を、かかりたい医師の外来日に変更するのがいちばんスムーズな方法かもしれません。

そしてセカンドオピニオンであることをかかった医師に告げたほうがよいかどうかですが、原則的には診療情報を持参したほうがいいと思いますし、そうなれば当然、伝えることになります。ただし、セカンドオピニオン先で、さらに別の検査を勧められることもあるかもしれません。そういうとき、「私の持ってきた検査データだけで判断してほしいんです！　それ以上のことは望みません」と決めつけたような態度だと、医師も気分を害しかねません。また、その検査によって、重要な事実が判明することもあるかもしれません。別の医師が診断のために必要と考える検査やプロセスは、それも含め、最初の医師の診断と比べ合わせて考えるべきで、目の前の医師のアドバイスをないがしろにしては、よい判断は得にくいのではないかと思います。もちろん、なぜその検査が必要なのか確認することは大切ですけれど。

セカンドオピニオンをとった後、最初の医師のもとでの治療を希望する場合もあるでしょう。そのことを考えると、その医師に申し訳なくて、検査データなどの貸し出しの申し出などできない、という人もいますが、「ほかの医師の診断も受けましたが、やはりあなたに治療を受けたいので、よろしくお願いします」と言われて、いやな気分になる医師はいないはずです。だから、気分を悪くさせたらどうしようなどという心配は、杞憂と言っていいでしょう。

## Q24

**最初にかかった医師から、子宮がんの疑いがあると言われました。セカンドオピニオンをとるとき、特に注意しておいたほうがよいことはありますか？**

## A

まつばら

相談で、セカンドオピニオンに関する質問を受けない日がないぐらいで、婦人科がんでもとる人が増えていることを、日々、実感しています。

ただ、体調が悪かったり、時間がないなかを押して、せっかくセカンドオピニオン医にかかっても、当初の目的が果たせない場合も少なくありません。困難ななかで気持ちをふるい立たせて、お金や時間を使って行くのですから、実りあるオピニオンのとり方のこつを伝授します。

**(1) ファーストオピニオン医から説明を聞き、理解したうえで、求める**

**(2) 紹介状、治療のデータを持参する**

**(3) セカンドオピニオンは医師選びが重要**

**(4) 心の悩みや主治医のグチのはけ口にしない**

(1) セカンドオピニオンを受ける人のなかには、本来、担当医から受けるべき、診断や治療についての説明が不十分な状態の人が多いそうです。

なかには、担当医が「質問しただけで、怒鳴り出す」とか、「聞いても、あなたに説明したところで、どうせわかりっこない」と言われたなど、やむをえない人もいます。しかし、わからないことを自分から積極的に質問してみたりして、より詳しい説明を受けることが可能な場合も少なくないでしょう。まず、担当医の診断を理解したうえで、セカンドオピニオンを求めたほうが、有意義な意見を聞けるでしょう。

(2) 最近、セカンドオピニオンが徐々に普及しはじめて、資料を持参しないで受診する人が増え、時間ばかりくって、医師にとっても患者にとっても不幸な状態があちこちで起きていると聞きます。

がんの場合には、正しい診断を受けるためには、資料をできるだけ持参して、受診するようにしましょう。紹介状、血液や病理検査結果のコピー、画像だけでなく、できるだけ病理標本も借りて、持っていったほうがいいでしょう。ただし、病理標本は紛失を恐れて、患者に貸し出してくれない場合もあります。そんなときや他の資料の貸し出しを医師が拒んだ場合には、セカンドオピニオン医にかかって、その医師から担当医に資料を請求してもらうこともできます。

(3) ある関西圏のがん専門病院で子宮頸がんが見つかった閉経前の女性は、医師から、0期(上皮内がん)であるにもかかわらず、子宮、両卵巣の摘出、リンパ節の郭清《かくせい》の手術を受けるように言われ、手術のからだへの負担や悪影響を心配し、子宮などを温存する縮小手術は可能かと電話をかけてこられました。

拡大手術を受けると、個人差はあるけれど、どのような後遺症が起こりうるかを一通り説明。そして、日本産科婦人科学会の婦人科腫瘍委員会の報告で、その病院の治療内容を見たら、ほとんど円錐切除をしていない、温存率の極端に低い病院であることがわかりました。このデータは1997年のものなので、私は5年経った今は、どこの病院も温存療法がもっと普及しているのではないかと期待していたのですが、そうでない病院もあるのだと知りました。

その方のお話だと、担当医は自分が提示した術式以外の治療法をとても受け入れそうもない様子だったので、少し地域は離れているけれど、温存療法が半分を超えている病院がいくつかあったのでそれをお知らせしたところ、希望に胸をふくらませて、そのうちの一つの病院を受診しました。でも、セカンドオピニオン医も、「がん専門病院でその治療法がいいと言われたのだから、あなたには、その方法がいちばんいい」の一点張りだったそうです。

別の例では、中部地方に住む子宮体がんⅠ期の人で、子宮、両卵巣の摘出、リンパ節の廓清を必須と言われて、リンパ浮腫を心配して、リンパ節を廓清しないですませることはできないかと相談してきた方がいました。

子宮体がんのⅠ期の標準治療はその3点セットだけれど、「今は縮小手術の時代だから」と、Ⅰ期でも早ければリンパ節の廓清をしないがん専門医がいることを話しました。その人は、結局、地元のがん専門医を受診したけれど、たまたま、ファーストオピニオン医（前医）とセカンドオピニオン医（後医）が先輩、後輩の間柄だったため受診する前からほぼ結論は出ているようなものでした。最初から、その先生のご意見なら間違いないと、リンパ節の温存の可能性を検討してもらうことはできなかったのです。

特に、セカンドオピニオンが普及していない保守的な地域、一つの大学医学部の出身者が医師の大半を占めているような地域は、後医が前医に遠慮したりして、その地方のなかで有意義なセカンドオピニオンをとるのは、なかなか難しいかもしれません。これから、新しい医学教育を受けた医師や、複数の医師の意見をきいて治療法を決定していく患者が増えていけば、変わっていくのかもしれませんが……。命にかかわることですし、場合によっては、有意義なオピニオンをとるため、遠方の医療機関にかかることが必要なこともあります。

そんなわけで、セカンドオピニオンは、医師選びが肝心です。

**●勉強熱心な医師にかかる**

医学的な知識、がんの診断や治療法に関する知識は、日々、塗り変わっています。例えば、最近では、がん治療後の生活の質の高さが問われるようになり、欧米では、からだへの負担をできるだけ少なく、かつ過不足のない治療を行うため、進行期分類の細分化が進んでいます。しかし、日本では、その普及に時間がかかっています。欧米の最新の標準治療に詳しい医師を選ぶのが、望ましいでしょう。

**●がんの専門医にかかる**

できれば、がんの専門医のなかでも、子宮頸がん、子宮体がん、卵巣がんなど、それぞれ得意分野は違いますから、難しいケースの場合は、自分のかかっているがんを専門とする医師を選びましょう。

**●自分の希望する治療を行っている医師を選ぶ**

子宮や卵巣を残したいなどの希望があれば、縮小手術に前向きな医師を探さなければ、意味がありません。

まだ一般化していない治療法であれば、それを実際に治療に取り入れている医師や病院へ。ただし、その治療法は、科学的裏づけが確立されていないかもしれないので、確認が必要です。海外では普及しているのに、日本では行われていない治療を望む場合は、その治療法を行うことに理解を示す医師を探す必要があります。

標準的な治療を受けたくない、あるいは治療そのものを受けたくないけれど、経過観察をしてくれる医師を探したい場合は、放射線科医のなかにいるかもしれません。

**●セカンドオピニオンに熱心な医師にかかる**

検査を追加したり、転院して治療を受けるのであれば別ですが、ただ、問診を受けるだけであれば、病院にとっては、時間はかかり、初診料などわずかな収入になるだけです。前向きに取り組む意思を持っている医師でないと、ろくに話を聞いてもらえないこともありえます。

**●出身大学や、所属する医局が違う医師を選ぶ**

**●必要に応じて、違う科の医師にかかる**

病理医や放射線科医、腫瘍内科医など。

放射線科は、これまで、手術の追加療法のためや、手術ができない進行・末期がんの治療を主に担当することが多かったのですが、欧米では、子宮頸がんの第一選択の一つに放射線治療が入っています。5年生存率も、手術よりも高い場合があります。ただ放射線療法にも、リンパ浮腫や腸閉塞、排尿障害、腟穿孔、腟の萎縮、卵巣機能の欠落などの後遺症が起こる可能性があります。外科系の医師とは違う貴重な意見をきくことができるでしょう。

(4) 別の医師にかかろうとする人のなかには、診断ショックから脱することができず、精神状態が不安定ななかで、やみくもに何かしなければと焦って、セカンドオピニオンを求めて右往左往する人もいます。ショック状態の時は、何もしないことがいちばんです。動揺が激しい時には、自分の病状や、治療上の問題点、希望などを整理して話すのは、とても困難です。ショックから立ち直れないでいるときは、セカンドオピニオンをとりにいくよりは、メンタルケアにふさわしい相手と話をするほうが望ましいでしょう。

また、長々と自分の担当医のグチをこぼしたり、批判する人もいるそうですが、それは、ほどほどに。それはむしろ、医療相談や患者仲間にこぼすほうが向いています。

患者にとっても、医師にとっても限られた大切な時間を、効率よく使いたいものです。

## Q25

**私は、今までの主治医のほかに、漢方診療をしている婦人科医にもかかりたいのですが、複数の婦人科医にかかってもいいのでしょうか？　またそのことを、それぞれの医師に正直に話したほうがいいでしょうか？**

## A わたなべ

継続して複数の医師の診療を受けてもよいかどうか、ということですね。もちろん、それはあなたの自由です。目的が何であれ、あなたがどこを受診するかは、あなた自身が決めてよいことです。

主治医に伝えるべきかどうかですが、基本的には伝えるほうがいいと思います。例えば、薬の処方で、同じ成分のものが重なってしまったり、一緒に使ってはいけないものがそれぞれで処方されたり、といったことが起きる可能性はかなりあります。また仮に薬は重ならなかったとしても、原則的には伝えておいたほうがいいですね。なぜなら、西洋薬は主治医から、漢方薬は別の医師から、というふうに別々に処方してもらい、それぞれの医師がその事実を知らないままだと、体調や症状の変化は自分が処方した薬の作用にちがいない、と誤った判断につながりかねません。

こうした診断のうえでの誤解を防ぐには、やはり事実を伝えるのがよいでしょう。また、手術の時だけ遠方に入院したとか、転居などにより、元の主治医にもかかり、日常的な診療に関してはまた別の主治医を持つ、ということは、ごく自然にありうることですよね。こう考えていけば、複数の医師にかかることを、それほどおおごとにとらえる必要はないのではないでしょうか?

ただし、どんな場合においても、必ず伝えなければならないかといえば、そうとは限らないと思います。例えば、ご自分は漢方薬を服用したい、でも主治医は漢方に否定的な様子がうかがえるというときは、どうしても言いづらいということもあるでしょう。そういう場合にも無理してまで正直に言わなくてはならないかといえば、そんなことはないと思います。なかには、主治医に伝えたら「治療に支障が起きるのでやめてほしい」と言われたという人もいます。しかし漢方は広くとらえれば食餌療法の一つという考え方もあります。そんな時には、漢方のほうの医師の意見を聞いてみてはいかがでしょうか。ケースバイケースと考え、そのつどご自分にとってベターだと思われるほうを選んでいかれたらよいと思います。

2カ所の病院にかかり続けたいのは、漢方薬を使用したいときばかりではないでしょう。例えば、子宮筋腫の人で毎回ほぼ同時期に2カ所の病院で超音波エコーと内診を受け続け、2人の医師の説明がそう変わらないことを確認して、判断の助けにしている人もいます。常にセカンドオピニオンをとっているわけですね。薬はどちらの医師も「必要ない」とのことなので、処方されてはいませんが、検査は同じものを2回ずつしています。検査データを借りてのセカンドオピニオンなら出費しなくてすむものまで、支払っているわけです。医療消費者としてご自分の納得があるなら、それもかまわないのではないでしょうか？

なかには、保険証などの記録から、複数の病院への受診がわかってしまうのではないか、と心配する人もいますが、通常、病院が、そうした記録を基に、患者に問い合わせることは、まずないようです。それに、あなたは間違ったことをしているわけではないのですから、そういう心配自体しなくてよいのです。

## Q 26

**最近、医療過誤の報道をよく見聞きしますが、そういう目にあわないためには、どうしたらよいのでしょうか？　自分の受けた治療もあやしいのではないかと思ったとき、どうしたらいいのでしょうか？**

## A わたなべ

医療過誤を未然に防ぐ方法は、医師選びの段階から始まっていると思います。人の行うことですから、事故をゼロにするのは難しいことですが、納得できる医療機関にかかり、プロセスに納得しながら受けた治療で事故にあってしまうのと、受け身なまま治療に臨んで、後から「こんなはずではなかった」と思うのとでは、受けとめ方がまったく違ってくると思うのです。

相次ぐ医療事故に、医療機関のなかには、その対策・予防に積極的に取り組むところも出てきました。

また、どんなに選びぬいたつもりでも、医療に絶対ということはないので、いざ疑問に感じるようなことが自分や家族に起きたときには、疑問を率直にぶつけられるような相談先（市民団体、地方自治体の相談窓口、弁護士など）を早めに、そして複数見つけることが大事です。

医療ミス報道のなかには、抗がん剤の量を間違われて大量に投与されていたケースがありましたが、自分がどんな治療を選び、今何をしているのかわかっていれば、ある程度は早い段階でその危険を最小限にすることはできるはずです。

医療への疑問に関しては、最近はいわゆる医療ミスだけではなく、十分な説明がなかった、インフォームドコンセント違反ではないか、ということを問題にする例もあります。違う治療法もあったはずなのに、大きな手術をした後で、それをしなくてもすむ可能性があったのではないか、と後悔する方が後をたたないのです。医師が治療の選択肢についての情報を十分に提供していなかったための問題は、たくさん起きています。例えば乳がんに関しては、当事者団体のアピールもあって、治療法の選択肢がいろいろあることは知られてきましたが、婦人科に関しては、私たち医療を利用する側にそういう意識がまだそう強くないと思います。自分の目的によって、医師や医療機関を使い分けていく、そういう主体性も必要でしょう。そうすれば、「こんなはずではなかった」という苦い思いをする可能性も少ないのではないでしょうか。

もし、医療過誤と思える事態に遭遇したらどうするかのポイントは2つほどあると思います。

①病院側にカルテなど診療記録を改竄《かいざん》されてしまう危険を避けるために、病院側に直接クレームを入れずに、まずは市民団体に相談する。

②市民団体の紹介などにより、信頼して相談できる医療関係者を探す。

裁判を考える場合、①弁護士探し、②カルテなど診療記録の証拠保全、③鑑定書を依頼する医師探しをしなければなりません。証拠保全だけで弁護士費用、鑑定費用とは別に、数十万から場合によっては100万円近くかかります。医療訴訟はこのように費用がかかり、また依頼した弁護士が医療裁判に詳しいかどうかで、成否にも大きな違いが生じるもの。法的手段をとるかどうかは、医師選びと同様、体験者の話なども参考に、慎重に検討しましょう。

カルテを手に入れたい、訴訟を考えている、という人からの相談を受けたことも何度かあります。そういうときに必ず感じたのは、「私の（家族の）受けた医療はおかしいのではないか」と思った人は共通して、何が起きたのか真実を知りたい、間違いがあったのならおわびの一言がほしい、と考えていることです。ところが病院の対応は、必ずといっていいほど、隠そう隠そうとする態度に終始することが少なくないのです。それで当事者側は傷つき、ますますどうしたらよいかわからなくなっていく。そういう経過を知ることが多かったので、医療過誤を相談できる公的な第三者機関ができたらどんなによいかと思っています。他の先進諸国にはある患者の権利法が日本でもつくられれば、そういう機関もおいおいできることになるでしょうが、現状ではそういう受け皿がない以上、悩みを深くしないように、まずは医療過誤の問題に取り組む市民団体の扉をたたくことをお勧めします。

## Q 27

**母が、治療について私と違う意見を持っていて、病院を変えるように何度も言ってきます。私は主治医の治療方針でよいと思っているのですが、将来ほんとうによかったと思えるかどうか不安もあるので、気持ちが落ちつかず困っています。**

## A わたなべ

家族はあなたのことが心配でたまらないし、あなたもやはり家族を頼りにしている。だけど意見は一致しない。難しい問題ですね。

それに、あなたもおっしゃるように、「この治療法でほんとうにいいのだろうか」という不安は、どんなに治療方針に納得したつもりでも、わいてくることがあるでしょう。選択によって大きく運命が変わってしまうこともあるのではないかと考えたら、いったん決めたことでも揺らいでしまう、これは人間なら当たり前のことです。だから、そういう不安とないまぜになって、家族の言葉に悩んでしまうお気持ちも、とてもよくわかります。

こういうことで悩んだり、また家族間のトラブルにまでなってしまった、というお話は決して少なくありません。よくあることという言葉は、慰めにはならないでしょうけれど、同じことで悩んでいる人は大勢いるのです。それぞれに、愛情や思いやりから発した意見であるだけに、それがこじれて気まずいものになってしまっては、お互いにつらいですよね。

あなたの言葉を借りれば、できるだけ「気持ちが落ちつくこと」、これが大事ではないでしょうか？　だから、家族と相談したいのかしたくないのかを、まず考えてみましょう。相談したいのであれば、意見が違う部分に目を向けるより、お互いの共通理解を深めるような、そういう相談にするといいかもしれませんね。

一つには、あなた自身もご家族も、医療は不確実なものだということを知っておかれたほうがいいと思います。例えば、ご家族からの勧めに多い典型的な例は「もっと名医に」というものではないかと思いますが、医療は、「名医」といわれる人に無批判に「おまかせ」して、「正解」をもらえばそれですむような、安直なものではありません。逆説的ですが、仮にそれですむような事柄なら、志ある人が「皆さん、ここに正解がありますよ」と宣言して、はいいっちょうあがり、となるはずですが、いっかなそういうことにはなりません。何をどう選んだらいいか、悩み、苦しむ、そういうことのくり返しにならざるをえないのは、医療というものの現状が持っているやむをえない側面で、「名医さえ見つかればあとは何とかなる」というのは、幻想にすぎないのです。皆さんが漠然と思い描いておられるほどには、実際の医療は、個別のケースにおいて「何が最善か」ということが、確立してはいないのです。

それでも、どこかに絶対確実な「最善」の答えがきちんとあって、それはいわゆる優秀といわれる人々のみが掌握しているのではないかという幻想を、人は抱きやすいようです。でも、残念ながらそうではありません。それはなぜなのか、じゃあ私たちはどうしたらいいのか、の答えはそう簡単に出るものではないように思います。

その理由を説明するとすれば、患者も一人ひとり違う、医師も一人ひとり違うから、といえるのではないかと思います。私たちのからだは工業製品のような規格品ではなく、一人ひとり微妙に違っているのですから、誰にでもあてはまる正解を求めようとしても、どだい無理なことなのです。

また、医師のほうの個人差でいえば、データの解釈一つとっても医師によって違う、ということはよくあることです。また、世界的に標準といわれる治療法を勉強しているかいないかも、医師によって違います。しかもそれは、出身大学や所属している医療機関名、医師としてのキャリアなどとは、関係ないことが多いのです。だから、ブランドのみで医師選びをすることは、いかに間違っているか、ということです。

つまり大事なことは、そういう背景も知ったうえで、医療を受ける当事者であるあなたにとって、誰が、どの方法が納得できるのか、ということです。その観点で現在の治療方針を考えたとき、あなたが必ずしも十分な納得を得ていないなら、ご家族の勧める病院に行くことも、セカンドオピニオンとして、また別の選択肢として、価値のあることになるかもしれません。

## Q 28

**手術の時、医師にお礼をする話をよく聞きますが、どうしたらよいでしょうか？　周りの人に聞いたら、したという人、しなかったという人、両方いるようですが……。**

権威があるといわれているような私立の大学病院の医師の執刀だと、看護婦がさりげなく「〇十万必要です」と耳打ちをする、などといった話が、新聞の投稿欄に載ることがありますね。

## A わたなべ

この種の話は伝聞が多いものですから、ただうのみにするわけにもいきませんが、お礼というものが慣習的に行われているのは事実のようです。

誰しも知りたいのは、要は病院から正式に請求される以外のそういったお金を渡すことによって、手術のよしあしに結びつくのかどうか、ということです。実際に差がつくなら、無理をしてもそのお金を作ろう、と考えるのは人情ですよね。

結論からいうと、正規の医療費以外に医師が個人的にお金、つまり袖の下をもらったことによって、行う医療に差をつけることはありえない、人道的にあってはならない、ということです。これは、新聞記者からのインタビュー、医療市民団体のセミナー等での質問など、いろんな場面で、いわゆる権威があるといわれている大学病院の医師から市井で日常診療をしている医師まで、さまざまな立場の心ある医師が明言しています。自ら市民運動に参加し医療をよくしようと考えている医師たちも、口をそろえて「差をつけることはありえない」と言います。市民運動に参加しているような医師たちは、多かれ少なかれ、患者に不利益となっている医療の現状を積極的に知らせてくれているので、「お礼をしてもしなくても医療の中身に差は起きない。渡すことは意味がない」という彼らの証言は、信じるに足るものがあります。

ある医師は、「お礼をたっぷりもらったからこの手術はていねいにしなければ、ということはもしかしたらあるのかもしれませんが、この患者からはもらっていないからぞんざいな手術でいい、という医師はいないはずです。医師は自分の治療成績は上げたいもので、わざわざ手を抜いて、治療成績を自ら下げるようなことをするわけがない」と、言っていました。

そのように考えていくと、お礼は、医師の私腹をこやすだけのもの、といえそうです。これからの医療をよくしていくには、こうしたあいまいさ、不透明さは、医療の利用者である患者自らが、意識的に変えていく必要があります。ですから、私はまとまった金額を渡すようなお礼はしないほうがよいと考えています。

もし万が一、袖の下や特別な寄付で治療の内容や質が変わるような医師や病院があったとしたら、そういうところはボイコットしましょう。

ただし、あなた自身が「お礼はしない」と決めても、「手術の時はお礼をするもの」と思いこんでいるご家族などがいて、意見が対立してしまう、といったこともあるかもしれませんね。そんな時は、いちばん大事なのは誰か、いちばん守られてしかるべきは何か、ということを考えてみましょう。それは言うまでもなく、患者であるあなた自身、あなたの意思です。家族がどうしてもかたくなに「お礼をする」と言い張るとき、それがあなたの新たなストレスになってしまいかねません。ですから、最終的な結論は、あなたがいちばん妥当だと納得できるかたちが望ましいですね。そのことを、ご家族にも理解してもらえるといいと思います。

ところで、お世話になった人にかたちのあるお礼をする、ということ自体は、この国の一般的な慣習であり、そのことが円滑なコミュニケーションに役立っていることは、否定できません。例えば、手術・入院であなたの担当をしてくださった看護婦、医師をはじめ病院スタッフの方々に、お茶菓子のようなささやかなお礼をすることまで否定的にとらえる必要はないのではないでしょうか？（ただし、お菓子程度も受け取らない方針をとっている病院もあるので、事前に確認されたほうがいいでしょう）

要は、医療も特別扱いなどはせずに、一般常識で考えていけばいい、と思います。

# おわりに

「この本が突破口になりますように……」まつばらさんがまえがきにも書いているこの言葉は、私たちの合宿中、何度もお互いの口にのぼった言葉だった。

　そこは、都心にほど近い、緑ゆたかななかにある、ユースホステル。最初に訪れた日には、まだ桜が残っていた。広い敷地のなかに点在している建物は、華美ではないが、ヨーロッパあたりの大学の寮を彷彿《ほうふつ》とさせる。閑静な図書室や、若い人たちであふれ返っている広い食堂、ベッドと小さな机と椅子があるだけの、清潔だけど狭い部屋。そういう環境で、私たちは何度も打ち合わせをし、お互いが持ちこんだワープロや端末をたたき、対談の録音を重ねた。そこは、日常とはことごとく離れた空間で、ともすれば、どう表現したらいいんだろう、と頭を抱えてしまいかねなかった私たちにとって、今思えば、安らぎの空間だった。そしてまた、テーマをじっくり考えるのに、最適の場所だったように思う。

「おしつけがましい言い方はしたくない」これも、まつばらさんと私の合言葉の一つだった。私たちも、婦人科医療で傷ついたり、時に医療を受けそびれたり、あとで歯がみするような思いをしたこともある、当事者の一人だった。どこかでひっそりと苦しんでいる人と、私たちは何も変わらない。そのことを表現しえたかどうかはともかくとして、そのメッセージを発信したかった。

そして、白状すれば、私もやはり今でも「婦人科にかかりたくないなあ」と思っている一人だ。この本の原稿書きが佳境に入ったころ、膣がかゆい、というトラブルにみまわれることになった。保健婦の友人から教わって、プレーンヨーグルトで洗うとよくなるという知識を持っていた私は、ちょっと試してみたが、うっかりして「低糖」タイプにしたからか、すぐには治らずしばらくもんもんとしていた。とうとうまつばらさんに打ち明けたら「やっぱりわたなべさんでも行きにくいんだー」と笑っている。結局、受診しないまま治ってしまったが、この数年、子宮全摘手術の時に温存した右卵巣や膣、ホルモン分泌のチェックに行きそびれてしまっていた。もうしばらくしたら、ちゃんと受診しに行こう、と心に決めている。

ところで、もう一つ個人的な話になるが、以前にも、私は婦人科医療に関して1冊の本を書いた。専門書もひもときながら、なるべく自分の言葉で、あまりに素人くさい表現もあえてそのままにして出版した。どこかの専門家の方から、お叱りや誤りの指摘、反論なども来るのではないかと、ドキドキしながら反響を気にしたものだったが、それから5年。結局、叱責や反論は、それとわかるかたちでは一つも手にしないままの歳月が流れた。叱責がなかったのは、医学的誤りが見当たらなかったからだろうと、自分を慰めることは簡単だ。しかし、素人の書いたものなど、医療の専門家からは問題にもされなかったんだな、と思うと、少し悔しい。今回のこの本に関しては、医療の専門家の感想を聞いてみたい、たとえ罵詈雑言でもいいから、相手にされたい！と思う。

もちろん、医療従事者ではない、多くの読者の方々からの感想もお待ちしています。私たち利用者側からの発言は、これで終わりではなく実はここからがスタートなのだ、と思っています。今度は、まつばらさんや私ではなく、あなた自身が知りたいこと、疑問に思ったこと、みんなに知らせたいことの発信者になってください。皆さんからのご意見やご感想、体験談を是非お寄せください。

最後になってしまいましたが、今回、私たちの本のために、医学的な誤りがないか目を通してくださり、また、推薦を快くお引き受けくださいました、産婦人科医師の堀口雅子さんに心からの感謝をお伝えしたいと思います。今回のみならず、以前より私たちの活動にそれぞれ温かいご支援をいただいてまいりました。この場をお借りして重ねてお礼申し上げます。

また、締め切りになかなか間に合わず、ハラハラさせてしまった、編集の橋本ひとみさんにお礼を申し上げます。橋本さんの「え？　そうなんですか？　みんな知らないと思いますよ」という言葉にハッとさせられたり、書く意欲をかき立てられたりしているうちに、完成の日を迎えることができました。ありがとうございました。

わたなべ　ゆうこ

2001年5月21日

『医療事故!?』山内桂子他著、朝日新聞社

**■患者の権利**

『患者の権利』ジョージ・J・アナス著、上原鳴夫ほか訳、日本評論社

『患者の権利法をつくる』患者の権利法をつくる会編、明石書店

『患者の権利』池永満著、九州大学出版会

『あなたが医療の主人公』患者の権利法をつくる会編、大月書店

『カルテ開示』患者の権利法をつくる会編、明石書店

**■その他**

『失われた物語を求めて』レイチェル・ナオミ・リーメン著、藤本和子訳、中央公論社

『自己主張トレーニング』ロバート・E・アルベルティほか著、菅沼憲治訳、東京図書

「いい治療わるい治療の見分け方」イデアフォー、たんぽぽほか発行※

『レセプトを見れば医療がわかる』勝村久司著、主婦の友社

『医原病』近藤誠著、講談社

『脱病院化社会　医療の限界』イヴァン・イリッチ著、晶文社

『もう患者でいるのはよそう』スーザン・シャーウィン著、岡田雅勝他訳、勁草書房

『女たちの便利帳2』女性の情報をひろげるジョジョ企画、教育史料出版

『病気になった時すぐに役立つ相談窓口・患者会』患者のネットワーク編集委員会編、三省堂

『女性のための女医さんガイド』堀口雅子監修、法研

『医者がすすめる専門病院』医療研究グループ編、ライフ企画

※は直接、発行者へお問い合わせください

『安心して治す子宮筋腫』竹内理恵著、池田書店
『子宮内膜症』国府田きよ子著、主婦の友社
『あなたを守る子宮内膜症の本』日本子宮内膜症協会著、コモンズ
『ドキュメント　子宮内膜症』中山あゆみ著、法研

■更年期

『更年期』野末悦子著、主婦の友社
『更年期を生き生きと』丸本百合子著、時事通信社

■排尿障害

『知って！貴女の骨盤底』中田真木著、芳賀書店
『尿もれ・尿失禁』中田真木著、主婦の友社

■がん

『がん　自分で選び、決定するために』アメリカがん協会編、保健同人社
『「ガン」と告げられたら』ジョエル・ネイサン著、勁草書房
『ウエルネス・コミュニティー　がんに克つ人、負ける人』ハロルド・H・ベンジャミン著、竹中文良ほか訳、読売新聞社
『子宮ガン』上坊敏子著、主婦の友社
『がん患者学』柳原和子著、晶文社
『看護婦ががんになって』小笠原信之、土橋律子著、日本評論社
『16週　あなたといた幸せな時間』向井亜紀著、扶桑社
『わたしが決める乳ガン治療』イデアフォー、近藤誠著、三天書房
『患者のためのがん治療事情』川端英孝、上野貴史著、三省堂
『アメリカで乳がんと生きる』松井真知子著、朝日新聞社
『乳がん知って!』川端英孝、上野貴史著、芳賀書店
『がん―限界のその先を生きる』デイヴィッド・スピーゲル著、サンマーク出版
『がんを退治するキラー細胞の秘密』伊丹仁朗著、講談社
『がんとこころ』保坂隆著、テンタクル
『インターネットを使ってガンと闘おう』埴岡健一著、中央公論社
『愛する人ががんになったら』スーザン・レヴァート著、主婦の友社
『ガンに勝つ法　セカンドオピニオンのすすめ』南雲吉則編著、エール出版社

■リンパ浮腫

『リンパ浮腫と生きる』ジョン・スワルスキーほか著、市川和子訳、診断と治療社
『「リンパ浮腫」知って！』廣田彰男著、芳賀書店

■医療被害

『ぼくの「星の王子さま」へ　医療裁判10年の記録』勝村久司著、メディアワークス

# 役に立つ本リスト

## ■女のからだ・病気全般

「こんな産婦人科がほしい　女のクチコミ情報」ウィメンズセンター大阪編集・発行※

『からだ・私たち自身』ボストン女の健康の本集団著、松香堂

『おんなのからだと健康の本』佐々木静子著、はまの出版

『新女性のカラダと医学』大川玲子著、永岡書店

『女性の医学』野末悦子著、主婦の友社

『女性のからだ&病気の本』河野美香著、保健同人社

『35歳からの女のからだノート』堀口雅子著、新潮社

『症状からさぐる女性の病気逆引き事典』対馬ルリ子監修、婦人画報社

『愛せない理由』大川玲子著、法研

『医療・介護相談256』地域医療評議会、家の光協会

## ■セルフケア

『らくらく生活ヨーガ』広池秋子著、海竜社

『いのちのイメージトレーニング』田中美津著、筑摩書房

『こころとからだのストレッチ』菅原はるみ著、春秋社

『女のからだ、自分で改善！　生理痛から婦人病まで』岡島瑞徳著、筑摩書房

『水中ウォーキング健康法』野村武男著、講談社

## ■思春期・性教育

『こんなとき、どうするの？　知りたくてもなかなか聞けない月経のすべて』ジェニファ・グラヴェルほか著、飛鳥新社

『女の子のこころとからだ』丸本百合子著、成美堂出版

『メグさんの性教育読本』メグ・ヒックリング著、三輪妙子訳、木犀社

## ■月経

『生理痛と生理不順』堀口雅子著、主婦の友社

## ■避妊

『避妊』早乙女智子、主婦の友社

『避妊ガイドブック　避妊の医療と相談援助・性教育のために』Leon Speroffほか著、我妻尭監訳、文光堂

## ■子宮筋腫・子宮内膜症

『子宮筋腫　女のからだの常識』渡辺優子著、河出書房新社

『どうする子宮筋腫』女のからだと医療を考える会編、オリジン

☎ 042-954-5223

営利優先・患者の人権無視の医療を改革すべく、刑事・民事裁判の取り組みのほか、さまざまな活動を続けている

**●薬害・医療被害をなくすための厚生省交渉実行委員会**

〒115-0055　東京都北区赤羽西4-28-4　本谷方

☎ 03-3960-5426

http://www.geocities.co.jp/SweetHome-Brown/4651/

スモン薬害をきっかけとして、超党の国会議員の仲介により定期的に厚生労働省と直接交渉を行っている

**■セルフヘルプグループの紹介・支援**

**●大阪セルフヘルプ支援センター**

〒530-0035　大阪府大阪市北区同心1-5-27　大阪ボランティア協会内

☎ 06-6352-0430　第1、3土14:00～18:00

http://www.sun-inet.or.jp/~selfhelp/osaka/

電話相談、グループの紹介やグループづくりの支援など

**■関連団体**

個人からの問い合わせなどには応じていませんが、ホームページなどをご参照ください

**●全国薬害被害者団体連絡協議会**

〒604-8227　京都府京都市中京区西洞院蛸薬師下る古西町440　藤和シティコープ西洞院804　京都スモン基金方

http://homepage1.nifty.com/hkr/yakugai/

サリドマイド、スモン、薬害エイズ、薬害ヤコブ、陣痛促進剤、予防接種、筋短縮症などの薬害の各被害者団体が、薬害根絶を求めともに活動している

**●医療事故調査会**

〒581-0036　大阪府八尾市市沼1-41　医真会八尾総合病院内

http://www.reference.co.jp/jikocho/

弁護士からの依頼により、医療事故の鑑定を柱に活動する医療従事者の団体

参考資料『ぼくの「星の王子さま」へ』勝村久司著、メディアワークス発行

## ■医療事故

### ●医療過誤原告の会

〒142-0051　東京都品川区平塚2-9-1-104　高橋方

☎ &FAX 03-3404-5121

http://www.genkoku.com

医療過誤裁判の当事者を中心とする市民団体。会員の交流、医療被害者への情報の提供などに取り組む

### ●医療事故市民オンブズマン（メディオ）

〒163-8012　東京都新宿区西新宿6-21-1　アイタウンレピア808

☎ 03-5358-2255

http://www.hypertown.ne.jp/medio/

医療被害者支援のためにさまざまな活動をしている。市民のための医療制度の確立を目指す

### ●医療事故情報センター

〒461-0001　愛知県名古屋市東区泉1-1-35　ハイエスト久屋6階

☎ 052-951-1731

E-mail:mmic001@mint.ocn.ne.jp

http://www3.ocn.ne.jp/~mmic/

医療事故被害者の救済や再発事故防止などを目指す。各種の医療事故の資料の収集や会員への提供などを行う

### ●医療情報の公開・開示を求める市民の会

〒619-0223　京都府相楽郡木津町相楽台2-8-7

☎ 090-8529-7016

http://homepage1.nifty.com/hkr/simin/

レセプト開示、カルテ開示をはじめとする、あらゆる医療情報の公開・開示を求めて活動している

### ●陣痛促進剤による被害を考える会

〒794-0034　愛媛県今治市美須賀町2-2-3-201　出元方

☎ &FAX 0898-34-3140

http://homepage1.nifty.com/hkr/higai/

出産時の陣痛促進剤（分娩誘発剤）による被害の防止を中心に、安全な出産の確立を求めて活動している

### ●富士見産婦人科病院被害者同盟

〒359-0044　埼玉県所沢市松葉町27-5　大野方

## ■医療全般

### ●医療改善ネットワーク（ＭＩネット）

〒102-0083　東京都千代田区麹町6-6-1　麹町松尾ビル５階　プライム法律事務所内

☎03-3221-0352

E-mail: webmaster@mi-net.org

http://www.mi-net.org/

活動にインターネットのメーリングリストを活用し、患者の権利を基本に医療の改善を目指している

### ●患者の権利法をつくる会

〒812-0044　福岡県福岡市博多区千代4-31-7　九県前ビル3階

☎092-641-2150

E-mail:kenri-ho@gb3.so-net.ne.jp

http://www02.so-net.ne.jp/~kenriho/

患者の権利を定める法律案要綱を提案。「患者の権利法」の立法化を目指す市民団体

### ●特定非営利活動法人　患者の権利オンブズマン

〒812-0044　福岡県福岡市東区馬出2-1-22　福岡五十蔵ビル５F

事務局☎092-643-7579　FAX 092-643-7578

相談専用☎092-643-7577　月～金13:00～15:00

E-mail: ombudsman@patient-rights.or.jp

http://www.patient-rights.or.jp/

保健・医療・福祉の質の向上を図ることを目的に、相談員による無料の苦情相談支援活動などを行っている

### ●患者なっとくの会　INCA（インカ）

〒408-0036　山梨県北巨摩郡長坂町中丸2060　小沢方

☎0551-32-6741　FAX0551-32-6728

2001年4月に発足。学習会や調査・情報提供活動を行っている。

INCAとはInformed Choice Actionの略で「十分な説明を受けたうえで患者の自己決定が保障される社会づくり」を意味する。

## ■医療問題弁護団（研究会）

被害にあわれた方に弁護士を紹介する窓口

**●医療問題弁護団（東京）**☎03-5698-8544

**●医療問題研究会（大阪）**☎06-6231-3110

## ■婦人科がん・リンパ浮腫

**●子宮・卵巣がんのサポートグループあいあい**

〒156-0044　東京都世田谷区赤堤二郵便局留め

☎090-1732-7213（21:00まで）

E-mail: aiai@coo.net

http://shinjuku.cool.ne.jp/selfhelp/

電話相談、講演会、わかちあいのミーティング、資料やビデオ、「リンパ浮腫のための医師・医療機関リスト」作成

## ■子宮がん

**●ひめやしの会**

〒889-4301　宮崎県えびの市大字原田2236

電話相談子宮がん110番

☎＆FAX 0984-33-2219　☎0985-39-1260

電話相談、4月9日を子宮がん予防の日と定め、年1回の検診を呼びかける活動など

## ■緊急避妊ピル、ピル、女性用コンドーム、不妊、思春期

**●日本家族計画協会クリニック電話相談**

思春期・避妊ホットライン　☎03-3235-2638　月〜金10:00〜16:00

ピルダイヤル　☎03-3267-7776　月〜金10:00〜16:00

東京都・不妊ホットライン　☎03-3235-7455　火10:00〜16:00

電話相談（コンドームが破れるなど避妊の失敗、避妊しそこなった、レイプ被害者などへ「緊急避妊」に応じる全国各地の医療機関の紹介。不妊の当事者によるピアカウンセリングなど）

## ■失禁

**●日本コンチネンス協会**

〒167-0041　東京都杉並区善福寺1-4-2　樹里ハイム103

FAX 03-3301-3587

排泄電話相談☎03-3301-0725（男女を対象）　日〜金10:00〜16:00

http://www.jcas.or.jp/

電話相談、セミナーやフォーラムの開催、行政への働きかけなど

## ■医療相談

**●東京医療相談研究会**

活動場所　東京・神楽坂

医療電話相談☎03-5228-8000　土13:00〜16:00（祝休）

医療スタッフによる電話相談（医療を自己決定できるようになるためのサポート）

## ■更年期障害・子宮筋腫

### ●女のからだと医療を考える会

〒113-0033　東京都文京区本郷1-33-3　東プロビル　日本婦人会議気付

☎03-3816-1862　FAX 03-3816-1824

アンケートによる実態調査、講座、資料「どうする子宮筋腫」「どうする更年期」「更年期と漢方」の発行など

## ■不妊

### ●フィンレージの会

〒101-0041　東京都千代田区神田須田町1-4　須田町駐車場ビル3階5号室

☎&FAX 03-5207-5848

会報誌や「新・レポート不妊」などの発行、井戸端会議、医療情報・病院情報の提供、講演会など

## ■乳がん

### ●あけぼの会

〒153-0043　東京都目黒区東山3-1-4-701

☎03-3792-1204　FAX 03-3792-1533

http://www.angel.ne.jp/~akebono/

電話相談、病院訪問ボランティア、早期発見の重要性の啓発活動、機関誌「曙」、ニュースレター「AKEBONO NEWS」などの発行、講演会など

### ●イデアフォー

〒112-0011　東京都文京区千石4-46-14　青山ビル301

☎&FAX 03-3944-8198　月～金

その日の電話相談窓口を留守電で案内

http://www.ideafour.org/

電話相談、講演会、セミナー、おしゃべりサロン開催、「イデアフォー通信」発行、『乳がん治療に関する病院&患者アンケート』編集発行など

### ●ソレイユ

東京事務局　〒154-0023　東京都世田谷区若林5-34-8　板倉方

☎&FAX 03-5787-2322　電話相談は不定期（常時留守電）

夜間電話相談☎045-581-7694　20:00～随時

E-mail: soreiyu@mail.interq.or.jp

http://www.interq.or.jp/www-user/soreiyu/

電話相談、新しい治療法の勉強会、講演会、会報「それいゆ」や機関誌の発行、親睦会や旅行など

女のからだと性電話相談　第3土14:00〜17:00

電話相談、オープンハウス、女のからだとこころを考える連続講座、ニュースレター発行など

**●女性と健康北九州ネットワーク**

〒802-0034　福岡県北九州市小倉北区須賀町13-1

☎&FAX 093-541-5805

電話相談☎093-541-5813　月11:00〜14:00

E-mail:cen19900@nyc.odn.ne.jp

http:.//www1.odn.ne.jp/whknetwork/

電話相談、自助グループや専門機関の紹介、女性用コンドームの勉強会など

**■摂食障害**

**●日本アノレキシア・ブリミア協会（NABA）**

〒156-0057　東京都世田谷区上北沢4-19-12　シャンボール上北沢212

☎03-3302-0710

電話相談　月水木金10:00〜16:00（除12:00〜13:00）
　　　　　火10:00〜12:00

電話相談、ミーティング、会報、「いいかげんに生きよう新聞」発行、セミナー、親のためのグループ「やどかり」支援など

**■子宮内膜症**

**●日本子宮内膜症協会（JEMA）**

〒168-0082　東京都杉並区久我山3-36-26-201

☎&FAX 03-5938-1850

E-mail: jema@japan.interq.or.jp

http://www.interq.or.jp/japan/jema/

女性医療改革、会員電話相談、機関誌「JEMA通信」発行、全国各地の会員自助グループ活動、『あなたを守る子宮内膜症の本』出版など

**■子宮筋腫・子宮内膜症**

**●子宮筋腫・内膜症体験者の会　たんぽぽ**

〒220-8691　横浜中央郵便局私書箱60号

☎045-290-7820　FAX 045-290-7828

E-mail: tampopo@bcg-j.org

http://tampopo.bcg-j.org/

会報「たんぽぽ通信」や冊子の発行、定例会、講座、電子メールによる情報交換、電話や電子メールでの相談など

## サポートグループリスト（2001年6月現在）

**■女性全般**

**●グループMOMO（女性のからだと医療・生と性を考える自助グループ）**

〒980-3124　宮城県仙台市青葉区上杉1-6-30　佐々木ビル202

☎090-4315-6686　FAX 022-274-5716

女性のからだと性の電話相談

☎022-225-8801　第2、4水18:30〜20:30

電話相談、「女のからだと性」連続講座など

**●ウィメンズヘルスネット横浜**

〒221-0052　神奈川県横浜市神奈川区栄町3-15-802

女性のからだと性の電話相談

☎090-6302-3366　第3土14:00〜17:00

電話相談やセミナーの開催。保健婦や医療市民団体メンバーなど、女性の健康・医療や患者の人権に詳しい女性スタッフが担当

**●女のスペース・にいがた**

〒951-8127　新潟県新潟市関屋下川原2-18

☎025-231-3012　FAX 025-231-3010

電話相談の受付時間　月水金19:00〜21:00　火木土14:00〜17:00（来所相談は要予約）

女性のための相談・支援活動、シェルター運営、講座や講演会の開催、会報「くりあ」発行、自主グループ活動支援など

**●ウィメンズセンター大阪**

〒536-0016　大阪府大阪市城東区蒲生1-3-23

☎06-6933-7001　FAX 06-6930-7666

電話相談　女・からだ110番

☎06-6930-7666　第1・2・3木13:00〜20:00（8月、祝日は休み）

不妊に悩む女性のためのホットライン

☎078-731-3130　火13:00〜16:00（年末年始、祝日は除く）

電話相談、女のためのクリニック、講座、ニュースや出版物「こんな産婦人科がほしい」など発行

**●ウィメンズセンター岡山**

〒703-8282　岡山県岡山市平井6-17-34

☎086-274-5059

要紹介状、要予約。ほかに女性医師10人

## ■広島県

**●河野美代子**〈医療法人河野産婦人科クリニック〉
〒730-0031　広島県広島市中区紙屋町2-2-25
☎082-242-1505
産婦人科全般、思春期
初診のみ要予約

## ■徳島県

**●河野美香**〈河野美香レディースクリニック〉
〒770-8054　徳島県徳島市山城西3-26
☎088-625-2370
産婦人科全般

## ■福岡県

**●詠田由美**〈アイブイエフ詠田クリニック〉
〒810-0001　福岡県福岡市中央区天神3-10-11　天神五十君ビル3F
☎092-735-6655
不妊治療（含体外受精）、婦人科
予約制
http://www4.ocn.ne.jp/~homep/

**●金丸みはる**〈かねまるウィメンズクリニック〉
〒810-0001　福岡県福岡市中央区天神2-3-2　天神アイエスビル5F
☎092-738-3033
産婦人科、漢方

## ■長崎県

**●奥田倫子**〈奥田産婦人科医院〉
〒852-8117　長崎県長崎市平野町11-9
☎095-844-0489
産婦人科、更年期

**●安日泰子**〈やすひウイメンズ・ヘルスクリニック〉
〒850-0841　長崎県長崎市銅座町2-15　NKイリスビル5F
☎095-825-9329
産婦人科一般（外来診察のみ）
2003年6月新規開業予定、予約必要

## ■鹿児島県

**●中島清子**〈中島病院〉
〒899-8602　鹿児島県曽於郡末吉町栄町1-6-6
☎0986-76-1065
産婦人科全般、更年期障害

☎06-6472-1141
婦人科
●**松原恵子**〈西淀病院〉
〒555-0024　大阪府大阪市西淀川区野里3-5-22
☎06-6472-1141
婦人科　火曜のみ
●**甲村弘子**〈三宅婦人科内科医院〉
〒540-0033　大阪府大阪市中央区石町1-1-1　天満橋千代田ビル２号館２F
☎06-6966-3063
産婦人科、月経不順、更年期、思春期
●**岡　知子**〈岡クリニック〉
〒591-8023　大阪府堺市中百舌鳥町5-797
☎072-252-2010
産婦人科、更年期、思春期、月経異常
okatomoko@aol.comでメール相談にも応じる
●**福本由美子**〈松原徳洲会病院〉
〒580-0032　大阪府松原市天美東7-13-26
☎072-334-3400
産婦人科、内視鏡下手術、避妊相談など
http://www.matubara.tokushukai.or.jp/

## ■兵庫県

●**林知恵子**〈レディースクリニックハヤシ〉
〒650-0037　兵庫県神戸市中央区明石町　明海ビル901号
☎078-393-8840
婦人科、思春期、更年期、漢方療法
要予約。カウンセリングに力を入れている
http://www.kcc.2aq.ne.jp/clinic-Hayashi/
●**木内千暁**〈木内女性クリニック〉
〒663-8204　兵庫県西宮市高松町4-8　プレラにしのみや３F
☎0798-63-2271
産婦人科、女性心身症
月経前緊張症、更年期障害、マタニティーブルーなどが専門
http://www2.ocn.ne.jp/~kiuchicl/

## ■岡山県

●**金重恵美子**〈岡山中央病院ウィミンズ・メディカル・センター〉
〒700-0017　岡山県岡山市伊島北町6-3
☎086-252-3224
産婦人科全般、不妊症、更年期

〒228-0829　神奈川県相模原市北里1-15-1
☎042-778-8111
婦人科腫瘍
紹介状はあったほうが望ましい

■富山県

●**種部恭子**〈済生会富山病院〉
〒931-8533　富山県富山市楠木33-1
☎076-437-1111
産婦人科一般、思春期、内分泌、不妊、避妊、セカンドオピニオン

■岐阜県

●**宮﨑千恵**〈宮﨑千恵婦人クリニック〉
〒502-0071　岐阜県岐阜市長良1972-5
☎058-233-5553
産婦人科（ホルモン補充療法、メンタルケア）、麻酔科

■静岡県

●**岡本美枝**〈おかもとレディースクリニック〉
〒422-8006　静岡県静岡市曲金4-7-3
☎054-281-1188
月経異常、不妊症、更年期など
要予約。女性の健康をサポート。子宮がん検診

■愛知県

●**北山郁子**〈医療法人北山会　北山医院〉
〒441-3605　愛知県渥美郡渥美町大字江比間字西砂畑22
☎0531-37-0023
婦人科、漢方、内科

■京都府

●**中村光佐子**〈京都民医連中央病院〉
〒604-8453　京都府京都市中京区西ノ京春日町16-1
☎075-822-2777
産婦人科全般

■大阪府

●**荻野瑠美**〈荻野レディースクリニック〉
〒530-0001　大阪府大阪市北区梅田2-4-41　桜橋キタハチビル2F
☎06-6341-0003
産婦人科全般
完全予約制

●**植木佐智子**〈西淀病院〉
〒555-0024　大阪府大阪市西淀川区野里3-5-22

産婦人科全般、腫瘍
土曜午後のみ要予約
**●石川てる代**〈石川てる代ウィメンズクリニック〉
〒185-0021　東京都国分寺市南町3-1-28
☎042-324-9661
婦人科、更年期障害
http://www12.u-page.so-net.ne.jp/wa2/teruyo/
**●中谷明子**〈中谷医院〉
〒186-0002　東京都国立市東1-6-9　ナカタニビル
☎042-572-5151
産婦人科全般
**●井尾裕子**〈井上レディースクリニック〉
〒190-0013　東京都立川市富士見町1-26-9
☎042-529-0111
産婦人科
初診は予約不可。午前中（特に土曜）は混み合う。待ち時間に余裕を
http://www.m-ship.net/ilc/
**●岡　朝江**〈三沢台診療所〉
〒191-0032　東京都日野市三沢2-12-13
☎042-592-0466
産婦人科、更年期、内分泌、月経異常、帯下異常など

**■神奈川県**

**●野末悦子**〈コスモス女性クリニック〉
〒211-0051　神奈川県川崎市中原区宮内1-8-3　ハウズクリニック4階
☎044-751-0710
産婦人科、思春期～更年期、周産期
要予約
**●今井理恵**〈港町診療所〉
〒221-0056　神奈川県横浜市神奈川区金港町7-6　港湾労働者福祉センター内
☎045-453-3673
婦人科
完全予約制
**●早乙女智子**〈ふれあい横浜ホスピタル〉
〒231-0031　神奈川県横浜市中区万代町2-3-3
☎045-681-5101
産婦人科一般、避妊
予約（電話）はあったほうが望ましい
**●上坊敏子**〈北里大学病院〉

☎03-3588-1111
一般、思春期
②〒104-0061　東京都中央区銀座6-11-14　アセンド銀座ビル３階
☎03-3573-1008
更年期
要予約、自由診療
③〒102-0085　東京都千代田区六番町15　主婦会館プラザエフ４F
からだと心の診療室
☎03-3265-8119
要予約

**●横尾郁子**〈虎の門病院〉
〒105-0001　東京都港区虎ノ門2-2-2
☎03-3588-1111
更年期、内分泌、悪性腫瘍

**●間壁さよ子**〈神田第二クリニック〉
〒106-0031　東京都港区西麻布3-20-14　梅田ビル2F
☎03-3402-0654
ホルモン異常、不妊症
ほかに女性医師４人

**●加藤季子**〈①母子愛育会愛育病院、②永井クリニック、③主婦会館クリニック〉
①〒106-0047　東京都港区南麻布5-6-8
☎03-3473-8321
要予約
http://www.aiiku.net/
②〒341-0004　埼玉県三郷市上彦名607-1
☎0489-59-1311
③〒102-0085　東京都千代田区六番町15　主婦会館プラザエフ４F
☎03-3265-8119
要予約
産婦人科

**●堂園涼子**〈インターナショナルメディカルクロッシングオフィス〉
〒106-0047　東京都港区南麻布5-12-14-2F
☎03-3443-4823
婦人科。東洋医学、カウンセリングを診察に取り入れている
要紹介者、予約制、自由診療のみ

**●稲生有伎子**〈イノウユキコ婦人クリニック〉
〒152-0001　東京都目黒区中央町1-8-15　アパートメントイラカ1F
☎03-3760-0810

〒103-0024　東京都中央区日本橋小舟町15-15　ルネ小舟町ビル4F
☎03-3667-0085
婦人科、不妊症、内分泌
要予約、初診は17:30まで
●**天神尚子**〈三楽病院〉
〒101-0062　東京都千代田区神田駿河台2-5
☎03-3292-3981
産婦人科、周産期、ホルモン補充療法
●**中田真木**〈三井記念病院〉
〒101-0024　東京都千代田区神田和泉町1
☎03-3862-9111
産婦人科、尿失禁、性器脱
初診は予約不要。日本では数少ない骨盤底の専門医
●**宇津木久仁子**〈癌研究会附属病院〉
〒170-0012　東京都豊島区上池袋1-37-1
☎03-3918-0111
婦人科がん
●**扇内美恵**〈扇内医院〉
〒176-0024　東京都練馬区中村3-4-18
☎03-3990-2111
産婦人科、内科、小児科
http://www.mjd.ne.jp/ogiuti/
●**地主真理**〈順天堂大学付属順天堂病院〉
〒113-0033　東京都文京区本郷3-1-3
☎03-3813-3111
産婦人科、不妊症、内分泌、月経異常
腹腔鏡手術が専門。治療法や治療のスケジュールは、患者の選択を尊重
●**木戸道子**〈日本赤十字医療センター〉
〒150-0012　東京都渋谷区広尾4-1-22
☎03-3400-1311
産婦人科
●**国府田きよ子**〈東京日立病院〉
〒113-0034　東京都文京区湯島3-5-7
☎03-3831-2181
子宮内膜症、不妊治療
腹腔鏡手術を専門とする
●**堀口雅子**〈①虎の門病院、②女性成人病クリニック、③主婦会館クリニック〉
①〒105-0001　東京都港区虎ノ門2-2-2

☎03-5285-8811（予約専用電話）
婦人科、内視鏡
紹介状はあったほうが望ましい。要予約
**●安達知子**〈東京女子医科大学〉
〒162-8666　東京都新宿区河田町8-1
☎03-3353-8111
産婦人科全般、不妊症、不育症
**●宇野かおる**〈古川医院〉
〒160-0023　東京都新宿区西新宿8-5-8　正和ビル2F
☎03-3368-8367
産婦人科、内科、外科、小児外科
月経不順やピルの内服相談にも応じる
**●対馬ルリ子**〈①ウィミンズ・ウェルネス 銀座クリニック、②イギア・ウイメンズクリニック池上〉
①〒104-0061　東京都中央区銀座1-5-7　アネックス2福神ビル4F
☎03-3538-1016
産婦人科一般、女性検診、女性健康相談、心理カウンセリング
セカンドオピニオン、医療機関の紹介、情報提供、性教育なども行う。要予約
②〒146-0082　東京都大田区池上3-403
☎03-3753-5151
女性外来。内科、産婦人科、心療内科、乳腺外来、リウマチ科、アレルギー科。要予約
性と健康を考える女性専門家の会HP
http://square.umin.ac.jp/pwcsh/
オーキッドクラブHP
http://www.orchid-club.gr.jp/
**●中村はるね**〈医療法人社団春音会　はるねクリニック銀座〉
〒104-0061　東京都中央区銀座1-5-8　Ginza Willow Avenue BLDG　6F
☎03-5250-6850
産婦人科、不妊、性感染症
事前に電話が必要。保険＆自由診療
**●池下育子**〈池下レディースクリニック銀座〉
〒104-0061　東京都中央区銀座2-8-4　泰明ビル2F
予約専用☎03-3562-1950　その他☎03-3562-1966
産婦人科、内科
要予約。カウンセリングに力を入れている
http://village.infoweb.ne.jp/~drikuko/
**●安江育代**〈安江レディースクリニック〉

**●阪口耀子**〈阪口クリニック〉
〒125-0063　東京都葛飾区白鳥2-17-22
☎03-3604-8201
産婦人科、皮膚科
来院前に要事前確認
**●丸本百合子**〈百合レディスクリニック〉
〒136-0071　東京都江東区亀戸4-18-4　亀戸メディカルビル5F
☎03-5627-3811
婦人科、更年期、思春期、月経異常
なるべく事前に電話を。水曜は完全予約制のカウンセリングのみ
http://www2.odn.ne.jp/yuricil/
**●松峯壽美**〈東峯婦人クリニック〉
〒135-0042　東京都江東区木場5-3-10
☎03-3630-0303
産婦人科、不妊症、思春期など
http://www.toho-clinic.or.jp/
**●佐藤美枝子**〈東峯婦人クリニック〉
〒135-0042　東京都江東区木場5-3-10
☎03-3630-0303
産婦人科一般、不妊症、思春期、更年期、自然分娩
http://www.toho-clinic.or.jp/
**●大鷹美子**〈NTT東日本関東病院〉
〒141-0022　東京都品川区東五反田5-9-22
☎03-3448-6111
周産期
紹介状、予約はあったほうが望ましい
**●清水幸子**〈昭和大学病院〉
〒142-0064　東京都品川区旗の台1-5-8
☎03-3784-8550
産婦人科全般
紹介状はあったほうがよい
**●武田玲子**〈クリニック玲タケダ〉
〒151-0071　東京都渋谷区本町1-52-2　Kビル3F
☎03-3377-9809
産婦人科、精神神経科、内科、皮膚科
初診のみ要予約。漢方に力を入れている
**●高田淳子**〈都立大久保病院〉
〒160-0021　東京都新宿区歌舞伎町2-44-1

☎022-783-8612
産婦人科、不妊症、思春期、更年期
●**村口喜代**〈村口きよ女性クリニック〉
〒983-0852　宮城県仙台市宮城野区榴岡4-2-3　仙台森ビル2F
思春期学、性科学
保険＆自由診療

## ■秋田県

●**針生峰子**〈針生産婦人科・内科クリニック〉
〒010-0041　秋田県秋田市広面字近藤堰添49-1
☎018-832-6663
産婦人科、内分泌、不妊症、漢方

## ■群馬県

●**家坂清子**〈いえさか産婦人科医院〉
〒371-0024　群馬県前橋市表町2-9-2
☎027-224-1144
産婦人科、思春期

## ■千葉県

●**大川玲子**〈国立千葉病院〉
〒260-0042　千葉県千葉市中央区椿森4-1-2
☎043-251-5311
婦人科、心身症、性医学

## ■東京都

●**網野幸子**〈吉田医院〉
〒116-0014　東京都荒川区東日暮里4-36-23
☎03-3891-5760
産婦人科、内分泌
診察日　火木
●**岩本絹子**〈葛西産婦人科（東京女子医大）〉
〒134-0084　東京都江戸川区東葛西6-8-6
☎03-3686-0311
産婦人科、子宮がん検診、不妊治療、思春期
紹介状はあったほうがよい。帰省分娩は要紹介状
http://www.karada.ne.jp/user8/edogawa_ku/kasai/
●**佐々木静子**〈まつしま産婦人科小児科医院〉
〒132-0031　東京都江戸川区松島1-41-29
☎03-3653-5541
産婦人科、性暴力被害者の支援
再診は予約制

# 女性医師リスト（2001年6月現在）

「いい病院を教えて」「女性の婦人科医を紹介してほしい」……電話相談でとても多い要望です。確かに、サポートグループの活動をしていると、親身で人間的にも尊敬できる医師たちと出会うことがあります。でも、不特定多数の人全員にとっての「いい医師」などはいないのです。

ここにあげさせていただいた医師たちは、私たちが推薦する、という意味でのご紹介ではありません。女性の医師にかかりたいという要望への共感と、病院の選び方がわからず悩んでいる人が、少しでも早く適切な医療にアクセスできるようにという願いから、病院の例としてご紹介しました。

私たちが出会った医師のなかには、「メディアで私のクリニックを紹介しないで」とおっしゃる医師もいます。理由は「１日に診られる人数は決まっている。私は現在診ている人数で精一杯だから」。目立たずとも誠実に仕事を続けている医師は市井に少なからずいらっしゃる、ということだと思います。

どこを受診したとしても、必ずあなた自身の目と耳で確認し、自分からの質問を欠かさないことで、ご自分に合った医療を選んでいっていただきたいと思います。

**■北海道**

**●藤井美穂**〈札幌医科大学医学部付属病院〉
〒060-8543　北海道札幌市中央区南１条西16丁目
☎011-611-2111
産婦人科、不妊症、思春期、子宮内膜症

**●堀本江美**〈苗穂レディスクリニック〉
〒065-0042　北海道札幌市東区本町２条5-2-4
☎011-781-1955
ナチュラルバース、子宮内膜症、更年期障害
保険＆自由診療

**■宮城県**

**●長池博子**〈長池産婦人科〉
〒980-0021　宮城県仙台市青葉区中央3-4-2
☎022-222-5251
産婦人科、女性健康相談
電話・面接相談☎022-266-0533　火木10:30～16:00　面接相談の場合は要予約

**●角田千恵子**〈角田千恵子レディースクリニック〉
〒984-0042　宮城県仙台市若林区大和町1-1-15

の大きさや位置、可動性、卵巣の大きさ、などを診察する。その他、内診台を使用する検査には、子宮がん検査、おりものの検査、経腟エコーなどがある。

**●にんようせい（妊孕性）** 妊娠できる可能性を専門的にこのように言う。「この手術によって少しでも妊孕性を高める」といったふうに使われる。医師たちも、こういう専門用語が患者に伝わりにくいのは知っていると思われるが、ご自分たちはいつも使っている言葉であるためか、時々ポロッと出てくることが。そうすると、言われたほうは、何のことだろう？とびっくりしてしまうことがある。

**●バルトリンせん（バルトリン腺）** バルトリン腺とは、腟の入り口に近い粘膜にある分泌腺のこと。その腺の出口がふさがって分泌液がたまり、腫れることがあって、バルトリン嚢腫と呼ばれる。細菌感染などが起こると、化膿してひどい痛みを起こすことも。原因は不明だが、その腫れがあるときに性交などをすると、痛みもひどくなる。

**●びらん（糜爛）** 子宮の入り口が赤くただれたように見えることを言う。生理的現象の一つで、健康な人も３人に１人ぐらいはそのようになるが、なかには炎症が起きている場合もある。病的なものかどうかの判別は、細胞診でのがん検査が必要である。糜爛《びらん》があると言われても、出血があるなどの目立った異常がなければ、治療をする必要はないとのことなので、「洗浄のために毎日来るように」などと言われたら、まずはセカンドオピニオンをとりに行ったほうがよさそうである。

**●ＭＲＩ／ＣＴ＝画像診断法** ＭＲＩは磁気共鳴画像。体内の磁気に対する共鳴作用を利用して、からだのいろいろな部分の断面の画像を得る検査法。ＣＴはコンピューター断層撮影画像。得られる画像は似ているが、ＭＲＩのほうが、得られる情報量が多い。また、ＣＴがＸ線利用技術であるのに対し、ＭＲＩは比較的人体に悪影響が少ないと考えられる磁気の利用。可能な限り、ＭＲＩでの検査が望ましい。

**●ＳＴＤ（Sexually transmitted disease＝性感染症）** 性的行為でうつる病気のこと。日本語で言うなら「性感染症」が正しく、「性病」「性行為感染症」は厳密に言うと間違い。クラミジア、ヒトパピローマウイルス、ヘルペスウイルス、淋菌、梅毒、HIVなど、さまざまある。コンドームを使ってのセーファー（より安全な）セックスが最大の予防策。

見た場合、細胞性の成分と判断される場合を、こう呼ぶ。英語でソリッドパートとも言うそうである。がんの疑いが強い。それにひきかえ、液体（水分や血液）と予測される場合は、ほぼ良性と診断でき、卵巣囊腫と呼ばれる。あるとき良性と判断できたからといって、ずっと良性で推移するとは限らない。定期健診はやはり大切。

**●しゅようマーカー（腫瘍マーカー）** 例えば卵巣がん、子宮内膜症を疑うときに必ず調べるはずの腫瘍マーカーとして、「ＣＡ125」がある。これが高値であるからといって、必ずしも卵巣がんであるとか子宮内膜症であるという断定にはならない。あくまでほかの検査の結果と組み合わせて診断する。また、治療前後の腫瘍マーカーの変化によって治療効果の判断に応用したりする。基準値の見直しが行われるなど、診断への応用はまだ発展途上のようであるが、血液採取だけで検査できるし、研究は日進月歩なので、ないがしろにはできない検査法である。

**●しんしゅう（侵襲）** 「この手術は侵襲性が高い」とか「侵襲度が低い」といった使い方をする。例えば、切除範囲が広かったり、手術に要する時間が長かったりする場合は、「侵襲性が高い」ということになる。からだに対する負担とかダメージを言い表す言葉。

**●だぐらすか（ダグラス窩）** 子宮の裏側と、そこに面している直腸がちょうどふれるあたりにある、くぼみのこと。子宮内膜症の癒着が起きやすい場所で、ここに病巣があると、性交痛や排便痛の原因となりやすい。

**●だんたんようせい／いんせい（断端陽性／陰性）** がんの手術をして病巣を切除したら、必ずその組織を病理検査に出すことになる。断端とは、切除したときの切除面のこと。陽性／陰性とは、そこの組織に、がんがあるかどうか、ということ。つまり陽性ならばがん組織が取りきれていないということで、がんが切除した部分のみにはとどまっていないことを表す。陰性ならば、がん組織はなく、それ以上のがん化や転移の可能性はないということ。

**●チョコレートのうほう（チョコレート囊胞）** 卵巣のなかにできる子宮内膜症は、古い血液がたまってちょうどチョコレートシロップのような組織となるため、特別にこの名で呼ばれることがある。卵巣良性腫瘍の一つであるため、「卵巣囊胞」と説明されることがあったり、子宮内膜症と説明される場合もあったりする。そのために、「私の病名は卵巣囊胞？　チョコレート囊胞？　子宮内膜症？　どれなの？」と悩んだり、説明を受けても「わからない」となるケースが、後を絶たない。

**●ないしん（内診）** 内診台という専用の場所で、子宮、卵巣の状態を直接調べるために行う検査の総称。触診という言葉と取り違えている人もいるが、正しくは内診。最も一般的な検査は「双合診」（そうごうしん）という。医師は（もちろん清潔な薄い手袋を使って）膣のなかに指を入れてもう一方の手をお腹に当てて、子宮病気の進行期（0期－Ⅳ期）と勘違いして、「クラス3と言われた、私はがんのⅢ期!?」とがく然とする人がいるが、間違えないで。クラス3には、3ａ（軽度異形成）と3ｂ（高度異形成）があり、3ａが出たら精密検査を行い、およそ3カ月に1度の定期健診を。一般的に、3ｂが出たら、積極治療を検討することになる。

**●しきゅうかすい／しきゅうだつ（子宮下垂／子宮脱）** 子宮が正常な位置より降りてきて、まだ腟のなかにある場合を子宮下垂、子宮の一部か全部が外に出てしまった場合を子宮脱という。外に出てくるまでになると、すれて出血を起こしたりする。膀胱も一緒に下がるので、尿もれ、残尿など、排尿トラブルも起こる。軽い場合には、ペッサリーという器具で押さえておく方法もあるとのことだが、腟萎縮などにより、出血する場合もあるので、早めの手術が望ましい。

**●しきゅうきんしゅ／ないまくしょう／せんきんしょう（子宮筋腫／子宮内膜症／子宮腺筋症）** どれもホルモン依存性の良性疾患。子宮筋腫は、子宮にこぶができる。子宮内膜症は、本来は子宮の内側にのみ存在するはずの子宮内膜の細胞が、それ以外の場所にできる。子宮腺筋症は、子宮内膜が子宮の筋肉層のなかにできる。月経過多、月経困難症が二大症状だが、さらに多彩な症状が起きることもある。治療の基本は症状をやわらげる対症療法だが、妊娠の妨げになる場合、健康の妨げになる場合は、手術を検討する場合もある。

**●しきゅうけいぶ／たいぶ（子宮頸部／体部）** 子宮のもともとの大きさは鶏卵ぐらいだそう（ちなみに、卵巣はソラマメくらい）。子宮のくびれた部分が頸部で、上のほうのふくらんだ部分を体部という。頸部のがんと、体部のがんは、原因も発生頻度も違うもの。

**●しきゅうこうくつ（子宮後屈）** 本来、子宮は体軸に対して、前傾、直立、後傾といろいろだが、どちらかといえば後方にそり気味である場合のことをいう。後屈である、というだけでは病的な状態とはいえない。昔は月経痛や不妊の原因になると考えられていたと聞くが、現在は否定されている。ただし、月経痛や性交痛がつらく、子宮後屈と診断された方の場合は、子宮内膜症によって、子宮と直腸のあいだの癒着を起こしている可能性がある。

**●しきゅうないまくぞうしょくしょう（子宮内膜増殖症）** よく子宮内膜症と混同する場合があるが、内膜症は本来の子宮内膜と違う場所に内膜が生じること。そのため異所性の疾患といわれる（良性疾患）。子宮内膜増殖症は、エストロゲンの過剰分泌によって、子宮内膜が通常の場所＝子宮の内側で肥厚した状態をいう。こちらは、前がん状態ととらえるのが正しい。だから、この状態が長く続けば、子宮体がんを発症することもある。

**●じゅうじつせいしゅよう（充実性腫瘍）** 卵巣腫瘍をＣＴまたはＭＲＩの画像で

言う。乳房、子宮、卵巣など、女性特有の器官の手術では、生命そのものの維持に影響を与えないという考え方から、かつては温存療法の採用が少なかった。現在では見直されつつあるが、それでも拡大手術の例が多いという声は高い。

**●かたげっけい／げっけいこんなんしょう（過多月経／月経困難症）** 過多月経は、月経の時の出血が異常に多いことで、時に貧血の原因になる。月経困難症は、月経の時に見られる眠け、いらいら、だるさ、下腹痛、腰痛などを指す。狭義ではいわゆる生理痛のこと。2つとも、子宮筋腫、子宮内膜症に共通の特有症状。

**●きのうせいしゅっけつ（機能性出血）** 子宮に筋腫などの問題がない場合の出血を総称してこう呼ぶ。原因としては、ホルモンのアンバランス、血液疾患、薬（抗凝固剤など）の副作用など。しかし、月経以外での出血は、子宮がんなどでも起きるので、子宮がんの検査を受けることが望ましい。

**●クスコ（膣鏡、一般的にはスペキュラムともいう）** 膣やおりもの、膣の奥にある子宮の入り口（子宮口）周辺などを観察するために使われる器具。あひるのくちばしのようなかたちをしている。内診ではもっとも頻繁に使われる。これを手に入れて、自分の子宮口を見よう、からだを知ろう、という啓蒙活動をしている女性グループなどもある。

**●けいねんてん（茎捻転）** 卵巣が腫れているとき、卵巣と子宮をつなぐ部分（子宮卵巣靭帯・卵巣てい索）がタオルを絞るみたいにねじれる状態。非常にまれな出来事だが、急激な激しい痛みの生じるのが特徴。血液の流れが妨げられるため卵巣はどんどん大きくなる。ねじれ方がゆるいともとに戻り卵巣は元気になるが、戻らないと手術で取り除くしかない。大きすぎても小さすぎても起こらないが、卵巣がおなかのなかでクルンと動きやすいのは5cmとも7cmともいわれる。

**●こつそしょうしょう（骨粗鬆症）** 骨は絶えずつくられ（骨形成）こわされ（骨吸収）からだを支えるに必要な骨量を維持している。そのバランスがとれないと骨量の少ない骨粗鬆症になる。自覚症状はないが骨折の危険がある。女性の場合、閉経などによる女性ホルモンの急激な低下によって起きる。両卵巣の全摘手術をすると、より一層激しい骨量低下が生じることが多い。健康な人に閉経によって起きた骨粗鬆症ならば、ホルモン補充療法で予防できることもあるが、卵巣がんや子宮体がんなどで両卵巣を取った場合、女性ホルモンを投与すると、がん再発をうながす危険性があるので、使えないことが多い。運動、ビタミンD、カルシウム摂取などの補助療法を用いることになる。

**●さいぼうしんクラス（細胞診クラス）** がんがあるかもしれない部位の細胞を採取して、状態を調べるのが、細胞診。クラス1－2は良性（がんではない）。クラス3は、がんの疑いはあるが、はっきりしない。クラス4－5が、がん。これを、

## フジンカ語の基礎知識

フジンカ国の使用言語は、舌をかみそうな言いにくい言葉、覚えにくい難解な言葉、国語辞典をひいても出てこない言葉だらけ。私たちが出合ったそんな言葉を少しご紹介します。網羅的なご紹介ではなく、一例であることをご了解ください。

**●いけいせい（異形成）** 子宮頸がんの前がん状態を言い表す言葉。正しくは異型上皮（いけいじょうひ）という。でもなぜか、臨床では「いけいせい」と言う医師が多い（なぜなんだろう？）。頸部の変化は、コルポスコープ（腟拡大鏡）という器具を使えば、腟の側からその変化をチェックすることができる。また、異形成という診断を受けたとしても、すべてががんになるわけではない。

**●インフォームドコンセント（IC）** 医療は十分に説明し患者の同意を得て行うもの、という原則を表す言葉。最近はインフォームドチョイス（説明と選択）、インフォームドディシジョン（説明と決定）などのほうが、患者の主体性を表現しているのでよい言葉とされており、この2つのどちらかを使おうとする人が増えている。

**●エコー＝超音波断層撮影法** 超音波をあてて、そのはねかえり具合を写し出す画像診断法。子宮の厚み（肥大のあるなし）、卵巣の様子などを見ることができる。お腹の表面から診る方法（経腹エコー＝けいふくエコー）と、腟のほうから診る方法（経腟エコー＝けいちつエコー）の2種類がある。検査の前に尿をためておくように言われるのは経腹エコー、排尿しておくのは経腟エコー。卵巣の状態をよく調べるには経腟エコーのほうが適している。からだに害を与えず、外来で行える検査。

**●エストロゲン／プロゲステロン（卵胞ホルモン／黄体ホルモン）** これらの女性ホルモンを出す臓器は子宮ではなく卵巣。卵巣は脳から出る性腺（卵巣）刺激ホルモンの働きを受けて排卵したりホルモンを分泌する。月経後は卵巣からエストロゲンが、排卵後は黄体からエストロゲンとプロゲステロンが分泌される。エストロゲンに影響される病気には、子宮筋腫、子宮内膜症、子宮体がん、卵巣がん、一部の乳がんなどがある。

**●えんすいせつじょ（円錐切除）** 子宮頸がんで、温存療法を行うときの基本的な術式。子宮口から頸部にかけて、リンゴの芯をくるりと取る要領で円錐状に切り取る。切除した病巣を病理検査することによって、確定診断をすることにも用いる。

**●おんぞんりょうほう（温存療法）** 患部だけを取り去り、器官と機能そのものはなるべく残そうとするやり方。ほかの器官への影響を避けるためにその器官すべてを予防的に切除するのがよいとする手術のやり方（拡大手術と言う）に対し、こう

# 巻末資料

- ●フジンカ語の基礎知識
- ●女性医師リスト
- ●サポートグループリスト
- ●役に立つ本リスト

【著者自己紹介】

まつばら　けい

1960年生まれ。食と健康の専門雑誌の編集者を経て、フリーライターに。これまで、共同通信社、時事通信社の書評子を務めたり、「AERA」「週刊朝日」などで活躍。アレルギーの患者会の事務局スタッフを7年務める。健康法はヨーガと、リンパ浮腫治療のための水中療法。趣味は読書、映画を観ること。

共著に「AERA別冊　幸せなカラダ」（朝日新聞社）、『大震災・市民篇1995』（長征社）など。

2000年2月に子宮がんの手術を受けたが、婦人科がん関係の患者会や医療市民団体がほとんどなかったため、同年5月に「子宮・卵巣がんのサポートグループ　あいあい」を発足。その後、がんの術後後遺症の深刻さに衝撃を受け、「リンパ浮腫にとりくむ会　りんりん」を発足。現在、「あいあい」は、子宮頸がんや子宮体がん、卵巣がん、子宮肉腫、大腸がん体験者11名の運営メンバーが中心になって、体験や考えなどを持ちより、すり合わせて運営している。

米国で発行されている『がん治療を受ける10のメリット』の一項目「あなたは、この世にこんな人がいるなんて想像もできなかったような、勇敢で思いやりのある人々と出会うチャンスをもつ」を実体験する日々を過ごしている。

1999年の暮れ、大量の性器出血が止まらず、不安でたまらなかったとき、「たんぽぽ」の電話相談にかけて、たまたまそれをとったのが、共著者のわたなべさん。利用者と相談者という出会いに、すごく癒された。彼女の「不正出血はいろいろな理由で起こるのよ。あなたは、お勉強が足りないわね」という言葉に触発され、一念発起、『婦人科出血の臨床』という専門書を読んだのも、なつかしい思い出。その電話で、「婦人科がんの会がないかという問い合わせは、私たちもたくさん受けとっているけど、なくて残念。あなたがつくったら」と勧められてもいる。半年後、「あいあい」を発足したとき、まさかその時の利用者とは知らずに、「大丈夫？　患者会を運営するのって、とっても大変なのよ」と心配して、温かい励ましの電話もかけてきてくれた。よくよく話してみると、共通の友人や重なる体験も多く、出会うべくして出会ったという感じがしている。

## わたなべ　ゆうこ

1954年生まれ。フリーライター。

1994〜2001年、子宮筋腫・内膜症体験者の会「たんぽぽ」スタッフ。「患者の権利法をつくる会」世話人。患者の権利を具体的に支援していく市民グループ「患者ネット」(準備会)企画中。

著書に『子宮筋腫・女のからだの常識』(河出書房新社)、共著書に『女のネットワーキング』(学陽書房)、『カルテ開示』『情報公開活用実践マニュアル』(ともに明石書店)、『〝ぽっ〟とする生理痛の本』(築地書館)など。

20歳から26歳までは、某メーカー勤務。その間、23歳にてタンポン事件(対談参照)。退職後はフリーライターになるも、28歳で男子出産。泣く泣く仕事は中断し、30歳で仕事に本格復帰。

31歳で子宮筋腫の診断。35歳で思いがけず子宮外妊娠と、その後の絨毛がんの疑いにより1カ月の入院生活。疑いは消え、退院した後、しばらく会社員生活。このころには、筋腫と子宮内膜症が合併しているとの診断。39歳で子宮腺筋症の診断により子宮全摘手術。病名がこのように変化したのは、腺筋症は内膜症の一つであり、また、筋腫と説明されることもあるからだと後から知る。

手術からちょうど1年後、40歳で、友人の黒木まゆ美さんと2人で呼びかけ人となり、子宮筋腫・内膜症体験者の会「たんぽぽ」を発足。7年間フルに担当したのは電話相談。最初の1年ほどは自宅で時間を問わず、それ以降の6年間はたんぽぽの事務所で、年末年始以外ほとんど毎週1回3〜4時間、電話の前に座り、「婦人科でこう言われたんですけど……」「こんな症状で、でも薬ではちっともよくならないんです……」といった話をせつせつと話す人と、顔も知らないまま会話し、たくさんのことを教えられてきた。

# なぜ婦人科にかかりにくいの？
## 利用者からの解決アドバイス集

二〇〇一年七月二三日初版発行
二〇〇三年五月一二日三刷発行

著者――まつばら　けい
　　　わたなべ　ゆうこ
発行者――土井二郎
発行所――築地書館株式会社
東京都中央区築地七-四-四-二〇一　〒一〇四-〇〇四五
電話〇三-三五四二-三七三一　FAX〇三-三五四一-五七九九
振替〇〇一一〇-五-一九〇五七
ホームページ=http://www.tsukiji-shokan.co.jp/
組版――ジャヌア3
印刷・製本――株式会社平河工業社
装幀――渋川育由


ISBN 4-8067-1226-4 C0077